时秋芳 黄桥梁 王敏／主编

肿瘤防治

健康领域的自卫战

ZHONGLIU FANGZHI

JIANKANG LINGYU DE

ZIWEIZHAN

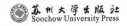

苏州大学出版社
Soochow University Press

图书在版编目(CIP)数据

肿瘤防治：健康领域的自卫战/时秋芳,黄桥梁,
王敏主编. --苏州：苏州大学出版社,2024.3
(健康苏州行动/彭浩,黄桥梁主编)
ISBN 978-7-5672-4750-5

Ⅰ.①肿… Ⅱ.①黄… ②王… Ⅲ.①肿瘤-防治
Ⅳ.①R73

中国国家版本馆 CIP 数据核字(2024)第 054846 号

肿瘤防治——健康领域的自卫战

时秋芳　黄桥梁　王　敏　主编

责任编辑　王　娅

助理编辑　张亚丽　王明晖

苏 州 大 学 出 版 社 出 版 发 行
(地址:苏州市十梓街 1 号　邮编:215006)
广东虎彩云印刷有限公司印装
(地址:东莞市虎门镇黄村社区厚虎路 20 号 C 幢一楼　邮编:523898)

开本 890 mm×1 240mm　1/32　印张 5.875　字数 138 千
2024 年 3 月第 1 版　2024 年 3 月第 1 次印刷
ISBN 978-7-5672-4750-5　定价:35.00 元

图书若有印装错误,本社负责调换
苏州大学出版社营销部　电话:0512 - 67481020
苏州大学出版社网址　http://www.sudapress.com
苏州大学出版社邮箱　sdcbs@ suda.edu.cn

"健康苏州行动"丛书
主编 彭 浩 黄桥梁

《肿瘤防治——健康领域的自卫战》编写组

主　编 时秋芳　黄桥梁　王　敏
副主编 陈淑琦　曹　晶　马洁桃　茆汉梅
编　者（排名不分先后）

时秋芳　苏州市疾病预防控制中心
孔凡龙　苏州市疾病预防控制中心
黄桥梁　苏州市疾病预防控制中心
邴鹏飞　苏州市疾病预防控制中心
彭　浩　苏州大学
韦晓淋　苏州市疾病预防控制中心
施倩雯　苏州市疾病预防控制中心
崔俊鹏　苏州市疾病预防控制中心
沈腊梅　苏州市疾病预防控制中心
吴学飞　苏州市疾病预防控制中心
姚　芳　苏州市疾病预防控制中心
高涵昌　苏州市疾病预防控制中心
茆汉梅　苏州市疾病预防控制中心
王　敏　昆山市健康促进中心
陈淑琦　昆山市健康促进中心
曹　晶　昆山市健康促进中心
马洁桃　昆山市健康促进中心
殷冰迪　昆山市健康促进中心
王子言　昆山市健康促进中心
孙浩文　昆山市健康促进中心
李梦思　昆山市健康促进中心

序
PREFACE

健康是促进人的全面发展的必然要求，是经济社会发展的基础条件。实现国民健康长寿是国家富强、民族振兴的重要标志，也是全国各族人民的共同愿望。2016 年 10 月 25 日，中共中央、国务院联合印发《"健康中国 2030"规划纲要》（以下简称《纲要》），明确提出了加强健康教育，提高全民健康素养的部署。其中"共建共享、全民健康"是建设健康中国的战略主题。《纲要》的核心是以人民健康为中心，坚持以基层为重点，以改革创新为动力，预防为主，中西医并重；把促进健康融入所有政策，融入人民共建共享的卫生与健康工作方针；针对生活行为方式、生产生活环境以及医疗卫生服务等健康影响因素，坚持政府主导与调动社会、个人的积极性相结合，推动人人参与、人人尽力、人人享有；推行健康生活方式，减少疾病发生，强化早诊断、早治疗、早康复，实现全民健康。

健康教育是一项低投入、高产出、高效益的保健措施。健康教育通过改变有害健康的行为和生活方式，进而促进健康水平的提高。相较于通过手术、药物等需要高昂费用维持或提高健康水平的手段，从成本、效益角度分析，健康教育所需要的成本投入远远小于前者，但其所带来的健康收益却十分明显。在掌握健康知识，做出科学的健康决策，采纳正确的健康行为后，很多疾病都可以得到有效的预防。

　　随着我国国民经济快速发展，政府对卫生事业投入大幅增加，我国公民健康水平得到显著提升。但不容忽视的是，我们的公共卫生事业发展与人民群众的健康需求相比还有较大差距。目前，由心理因素、生活方式、行为因素等引起的慢性非传染性疾病在不断增加。而通过健康教育，可以激发大众接受并利用健康信息，形成维护自我健康的意识，从而选择有益于健康的行为，最终保持健康。如果仅仅将"防病治病"作为实现健康的途径，仅会有少部分患者或受疾病威胁的人增进健康，无法实现"人人健康"的目标。而通过全民和终身的健康教育，提高全民的自我保健意识并发展生活技能，则可以真正提高全民的健康素质，最终达到"人人健康"的目标。要强化个人健康责任，提高全民健康素养，引导形成自主自律、符合自身特点的健康生活方式，有效控制影响健康的生活行为因素，形成热爱健康、追求健康、促进健康的社会氛围。

　　"健康苏州行动"是一套包含慢性病、肿瘤、传染病、妊娠相关疾病、婴幼儿常见病防治及突发公共卫生事件和意外伤害应对的科普丛书，其编写参考了最新的循证医学证据和临床指南，配合卡通图解，增加了阅读趣味，提高了可读性，能够让读者比较轻松地获取知识。

　　祝愿该丛书的编写出版能为健康教育工作提供帮助，能为我国健康教育事业再添新力量，能够提高民众的健康素养，增强民众的自我健康管理能力，从而助推"健康中国"建设向着"共建共享、全民健康"的美好愿景不断前进！

　　　　苏州市卫生健康委员会副主任、党组成员
　　　　苏州市疾病预防控制局局长
　　　　苏州市疾病预防控制中心主任、党委书记

前 言
PREFACE

随着我国人口老龄化、工业化和城镇化进程不断加快，加之慢性感染、不健康生活方式、环境污染、职业暴露等因素的逐渐累积，我国肿瘤防控形势仍将十分严峻。2023 年，国家卫生健康委员会新闻发布会发布，全国每年新发癌症（恶性肿瘤）的病例数约 406.4 万例，我国癌症正处于发展中国家癌谱向发达国家癌谱过渡的阶段。《国务院关于实施健康中国行动的意见》中明确提出，我国将针对心脑血管疾病、癌症、慢性呼吸系统疾病、糖尿病这四类重大慢性病开展防治行动。

世界卫生组织认为肿瘤是一种生活方式疾病，吸烟、肥胖、缺少运动、不合理膳食习惯、酗酒、精神压力过大、心理紧张等都是肿瘤发生的危险因素。肿瘤是一类可防、可控的疾病，大约 40% 的肿瘤可以通过控制肿瘤危险因素、改变生活方式等降低发病风险，所以要积极地进行肿瘤预防。

为了正确认识肿瘤、积极防控肿瘤、贯彻肿瘤三级预防原则、践行健康文明的生活方式，本书围绕危害我国居民健康的常见肿瘤，从病因、预防、诊断、治疗和预后等方面开展科普，旨在积极倡导每个人做自己健康的第一责任人，主动参加防癌健康自查，做到早预防、早发现、早诊断、早治疗。

我们由衷地希望本书能为广大读者提供一些有益的帮助，并能成为读者养成健康生活方式的好参谋。

目 录
CONTENTS

第三篇 乳腺癌

第四篇 结直肠癌

<<< 第五篇　胃　癌 >>>

<<< 第六篇　前列腺癌 >>>

<<< 第七篇　甲状腺癌 >>>

第八篇 肝 癌

第九篇 胰腺癌

<<< 第十篇　白血病 >>>

<<< 第十一篇　食管癌 >>>

第十二篇　宫颈癌

第十三篇　其他类型肿瘤

第一篇

>>> 肿瘤概况

1. 你知道什么是肿瘤吗？

肿瘤是体内细胞分裂、增殖超过正常水平，或正常情况下应该死亡的细胞没有死亡，而生长出的一种异常的肿块或赘生物。依据肿瘤的分化程度、复发和转移等情况，我们常常将肿瘤划分为良性肿瘤和恶性肿瘤。其中，分化程度是指肿瘤细胞跟正常细胞接近的程度，接近程度越高，肿瘤的分化程度就越高，良性的可能性越大。

良性肿瘤是指局限在原发部位，不入侵周围组织或转移至身体其他部位的肿瘤，例如子宫肌瘤和皮肤脂肪瘤。一般而言，良性肿瘤生长缓慢、边界清楚，不会扩散到局部结构或转移至身体远处部位，不会对身体造成很大的危害，手术切除后复发的可能性低。

恶性肿瘤就是我们常提到的癌症，其边界不规则，细胞生长迅速且不受控制，可入侵周围组织，并通过血液或淋巴系统扩散、转移到身体的其他部位。恶性肿瘤最常见的扩散、转移部位有肝、肺、脑和骨骼。所以，恶性肿瘤需要及时治疗以避免扩散。

总而言之，无论良性肿瘤还是恶性肿瘤，发现后都应及早治疗，防止良性肿瘤发展为恶性肿瘤、恶性肿瘤转移至其他器官，越早治疗，预后越好。

2. 你知道肿瘤是怎么产生的吗？

在细胞分裂的过程中，不良刺激可能产生失控细胞。失控细胞的分裂速度比正常细胞快得多，而且具有染色体极度不稳定的特征。染色体在每一次分裂过程中都会发生突变，有一些突变是有利于机体的，例如使失控细胞被免疫细胞识别并清除；而有一些突变则是有害的，例如通过促进失控细胞的生长使其成为肿瘤细胞。当一个肿瘤细胞分裂成千万个细胞组成的肿瘤细胞团时，肿瘤就产生了。肿瘤细胞可以分泌细胞因子，如血管内皮生长因子，其可以促进新生血管的形成，为不断增长的肿瘤提供血液的营养支持。

由于恶性肿瘤细胞本身具有侵袭性，所以恶性肿瘤常常发生转移。恶性肿瘤细胞可以从病变原发部位脱落，入侵至周围淋巴管、血管中，或直接入侵到体腔内（如胸腔、腹腔内），从而进一步入侵到其他部位，长成与原发恶性肿瘤病理类型一样的肿瘤。

3. 诊断肿瘤是否恶性的"金标准"是什么？

判断肿瘤是良性还是恶性的一般方法有体格检查、影像学检查和病理检查，其中，最准确的是病理检查，这是诊断肿瘤是否恶性的"金标准"。简单来说，就是切除一小块肿瘤组织，让病理科医生处理后在显微镜下观察或加做免疫组织化学染色检查进行鉴别诊断。

在肿瘤治疗领域，病理诊断贯穿肿瘤治疗的所有过程。手术前，通过穿刺或活检的病理检查结果来判断病变是良性还是恶性；手术中，通过快速冰冻病理检查来进一步确认肿瘤的良、恶性，并用于判断手术中肿瘤的切缘是否干净；手术完成后，则通过病理检查结果（包括免疫组化表达、分子改变等）来明确具体的组织学类型、肿瘤分级和分期，指导后续治疗方案的制订。此外，术后病理结果能评估术前新辅助治疗的疗效，这对是否需要改变后续治疗方案非常重要。

4. 癌症会传染吗?

癌症不是传染病,所以不会传染。但是,有些家庭成员由于长期在一起生活,可能受到同一个致癌诱因的影响,导致在这个家庭里面有好几个相同癌症的患者,这种情况也称为"家庭癌"。"家庭癌"的发生和以下 3 个因素有关。

(1)遗传因素。

目前有许多研究都发现了癌症和遗传因素之间有相关性,比如胃癌患者的后代胃癌患病率明显增加,是普通人的 2~4 倍。这可能是因为遗传基因在发挥作用,后代从父母那里得到不好的基因,导致癌症的患病率增加。

(2)不良的饮食及生活习惯。

长期在一起生活的一家人,生活环境基本是类似的,包括生活习惯、饮食习惯、作息规律等,例如喜欢吃腌制食物、做菜时放盐过量、喜欢吃烫食等,因为长期接触相同的致癌因素,造成一个家庭中多位成员患同一种癌的情况。

(3)致癌的细菌或病毒感染。

虽然癌症不会传染,但是导致癌症发生的细菌或病毒有传染性,例如幽门螺杆菌诱发的胃癌、长期乙型肝炎病毒和丙型肝炎病毒感染引起的肝癌、人乳头瘤病毒(HPV)感染导致的宫颈癌等,这些细菌或病毒具有传染性,在一个家庭里生活的人更容易相互传染。

5. 肿瘤是吃出来的吗?

"病从口入"的观点在我国居民的认知中十分盛行,许多人认为大部分肿瘤是吃出来的。其实在可改变的因素当中，饮食因素仅占肿瘤致病因素的10%左右。但"病从口入"是不可否认的，以下是一些可能会诱发肿瘤的食物和饮食习惯。

（1）饮酒。

乙醇（酒精）是世界卫生组织评定的Ⅰ类致癌物。研究表明，只要喝酒就会提升患癌风险，喝得越多患癌风险越高，空腹喝酒患肝癌的风险更高，而且喝酒脸红的人更容易得食管癌。

（2）腌制食物。

长期食用腌制食物可能会诱发食管癌和胃癌。其中，中式咸鱼已被世界卫生组织评定为Ⅰ类致癌物，与鼻咽癌发病有关。

（3）霉变食物。

霉变的花生、玉米、谷物当中存在黄曲霉毒素，具有强烈的致癌、致畸、致突变作用，烹饪的高温很难清除，因此千万不能吃霉变食物。

（4）烫食。

65℃以上的食物被列为Ⅰ类致癌物，会导致食管癌，因此不要着急吃过热的饭菜，应等不烫嘴了再吃。

（5）红肉与加工肉类。

有证据表明，吃红肉会增加患结直肠癌的风险。但是，红肉也是蛋白质的重要来源，因此，推荐每周红肉的摄入量不超过500克。

（6）高脂、高糖食物。

长期食用高脂、高糖食物会导致肥胖，而肥胖会影响人体代谢平衡和各类细胞因子的释放，是肿瘤发生的高危因素。

（7）烧烤、油炸食物。

烧烤、油炸食物由于在加工过程中会产生致癌物质，建议尽量少吃。

（8）新鲜蔬菜和水果摄入过少。

新鲜蔬菜和水果摄入过少也是诱发恶性肿瘤的因素之一。根据居民膳食宝塔的推荐，每日蔬菜摄入量应为 300～500 克，水果 200～350 克。

6. 为什么有那么多儿童患肿瘤?

儿童肿瘤越来越受到大家的重视。国际相关数据表明，儿童肿瘤的患病数在近些年有所提高，部分原因可能由于现代医学的发展，更多的儿童肿瘤被发现。

研究结果显示儿童肿瘤的致病因素多为先天性，其中多数是胚胎性肿瘤，一些基因突变由父母遗传或在胚胎发育过程中自发产生，最后逐步发展成肿瘤。

无论儿童还是成人，近些年的肿瘤患者比例都在上升，很多人怀疑是空气污染或水污染等各种外界因素所致，但是致癌因素错综复杂，有先天性的也有后天性的，这些因素可能都有一定的影响，但截至目前还没有明确的科学依据可证明。

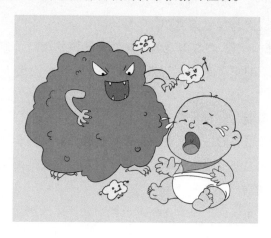

白血病、淋巴瘤、脑肿瘤是儿童常见肿瘤。另外，起源于器官胚基组织的恶性肿瘤——母细胞瘤也是儿童常见恶性肿瘤，如髓母细胞瘤、肝母细胞瘤、神经母细胞瘤、肾母细胞瘤等。儿童肿瘤患者的生存率可以达到80%。从总体的治疗效果来看，绝大部分儿童肿瘤的治疗效果比成人好。

7. 肿瘤筛查应该怎么做？

肿瘤筛查是早期发现恶性肿瘤的好方法，很多研究证明，开展乳腺癌、结直肠癌等恶性肿瘤的筛查工作能有效降低肿瘤的死亡率。但并不是所有肿瘤都适合进行筛查，能进行筛查的肿瘤需要满足三个重要条件：一是肿瘤给患者带来了严重的疾病负担，并有较高的患病率；二是肿瘤早期发现后有相应的治疗手段；三是肿瘤有合适的筛查手段。

乳腺癌的筛查手段主要有超声和钼靶，钼靶能够发现早期肿瘤，从而有效降低乳腺癌的死亡率。

胃肠镜是胃癌、结直肠癌筛查的常用手段，很多患者早期没有明显不适，通过胃肠镜检查，能够及时发现问题，及早干预。

甲状腺肿瘤通过触诊可以进行大概的筛查，B超是检查甲状腺形态异常最敏感的方法之一，能相对准确地检测甲状腺形态、大小及结构，还能评估甲状腺内肿瘤浸润情况。

肿瘤标记物是指特征性存在于恶性肿瘤细胞，或由恶性肿瘤细胞异常产生，或是宿主因肿瘤的刺激反应而产生，并能反映肿瘤的发生、发展，监测肿瘤对治疗反应的一类物质。常见的肿瘤标记物有以下几种。

① 血清癌胚抗原（CEA）：人们最初在结肠癌患者中发现CEA升高，后来发现在胃癌、尿道癌、卵巢癌、肺癌、胰腺癌、

乳腺癌、甲状腺髓样癌、膀胱癌和宫颈癌患者中，约有 30% 的患者伴 CEA 升高。

② 甲胎蛋白（AFP）：AFP 是最早发现的肿瘤标志物，是诊断原发性肝癌的常用检查指标。

③ 前列腺特异抗原（PSA）：PSA 的升高水平与肿瘤密切相关，在前列腺癌患者中阳性率达 30%～86%。

④ 绒毛膜促性腺激素（HCG）：在患绒毛膜上皮癌、睾丸和卵巢的胚胎性恶性畸胎瘤患者中 HCG 可升高，且血、尿中的 HCG 含量与预后密切相关。

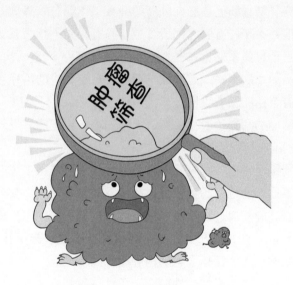

8. 肿瘤患者的饮食应该注意什么？

有的肿瘤患者错误地认为不能吃太多营养丰富的食物，否则会导致肿瘤长得快。研究表明，肿瘤患者的能量代谢本身就比正常情况下高 10%，如果营养给予不充足的话，会导致机体免疫力下降，影响预后。调查研究显示，住院的肿瘤患者中营养不良的发生率高达63%。

患者在不同治疗阶段、采取不同治疗方法时，营养补充策略应各有不同。

① 接受化疗的患者在饮食上应当进食高质量的食物，主要体现为高蛋白、高维生素、富含铁的饮食。同时，化疗期间饮食不宜过于油腻，宜清淡、易消化。

② 接受放疗的患者宜食用半流质的食物，以汤水较多、细软、清淡的食物为主，肉类可以炖得酥烂一些，蔬菜和水果如果无法咽下可榨汁食用。患者如有吞咽困难，可以多饮水，少量多餐，以及适量吃一些凉的食物。

③ 饮食均衡很重要。在完成治疗进入康复阶段以后，患者往往喜欢问这些问题，如"多吃什么比较好？""有没有防癌食物？"等。事实上，目前被证明有抗肿瘤功效的食物少之又少，即使有一定抗肿瘤的功效，也并非多多益善。医生经常对患者说："建议多吃不代表只吃一种，建议少吃也不代表一点都不能碰。走极端往往是最糟糕的选择。"

④ 吃不吃保健品，要问医生。对于肿瘤患者来说，宜尽量从日常饮食中获取营养。如果确实需要选择保健品，请务必先咨询医生。保健品只是食品，并不能替代药品，千万不能因为食用保健品耽误了正规的治疗。

9. 你知道如何呵护癌症患者的心理健康吗？

癌症不仅会给患者的躯体带来痛苦，还会造成患者行为、心理和人际关系等多方面的改变，从而加重患者的心理痛苦。躯体症状主要包括疼痛、恶心、呕吐、疲劳等，行为、心理方面的影响主要有焦虑、恐惧、抑郁、担心等。经常有患者说："我不害怕死亡，我更害怕的是不知道如何处理疼痛。"当患者被确诊为癌症的时候，心理痛苦就伴随而来，且心理健康状况常会随着病情的发展呈现下降趋势。因此，我们应当关注癌症患者的心理健康，并及时干预。

（1）帮助患者寻找目标。

有的患者悲观绝望的情绪非常明显，对生活失去了目标和信心。生活目标的缺失会让患者没有动力去配合治疗。所以，一定要帮助患者树立目标，让患者有努力的理由和方向，从而能够保持积极的心态去面对疾病。

（2）帮助患者找到情感宣泄方式。

很多不良情绪积压会给癌症患者带来巨大的心理负担，家属应该让患者找到合适的宣泄方式，认真倾听患者的心声，对患者的思想和行为进行分析、解答，安抚患者情绪。

（3）促进患者之间的交流。

很多时候，癌症患者的家属并不能完全理解患者的各种想法，而癌症患者因为同病相怜，能更好地理解彼此，所以应鼓励癌症患者之间进行交流，从而让他们有可以倾诉的对象，有可以对比的目标，有利于其增强信心，恢复积极乐观的心态。

（4）帮助患者建立兴趣爱好。

兴趣爱好是一个人在生活中保持积极心态的重要条件。家属应尽量陪同癌症患者建立并保持一个可以长期调整心情的爱好或兴趣，这样有助于转移患者的痛苦心理，不胡思乱想。

（5）合理安排患者的生活。

积极健康的生活习惯能够增加患者的信心，对患者有正向影响。可以适当地让患者进行一些锻炼活动，不仅能改善体质，还能改变精神面貌，增加其对生活的希望。

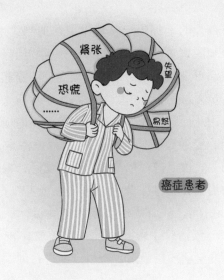

癌症患者

10. 目前治疗肿瘤的方法主要有哪些?

　　肿瘤的治疗是规范化治疗,即要求医生按照统一的原则去做,这是通过大量的病例和实践经验总结出来的方法。简单来说,就是用某种方法治疗某一期的肿瘤,与不用这种方法或用其他方法相比,效果更佳,这既是规范,也是要求大家遵循的治疗方法。

　　肿瘤的治疗手段一般是多样的、综合的,如放射治疗、手术治疗、化学治疗,还有药物靶向治疗、中医治疗等。在医生指导下规范地开展综合治疗才能争取最大程度地清除患者体内残余的癌细胞。但某些特殊的癌症,如鼻咽癌对放射治疗非常敏感,则首选放射治疗作为其根治性治疗方法。

　　一般情况下,手术治疗多针对早期肿瘤,目前微创手术逐步成为主流的手术治疗方法;放射治疗利用治疗机或同位素产生的射线治疗肿瘤，可以弥补手术治疗的不足，但是副作用较大；化学治疗适用于癌症的全程治疗，其作用是抑制或杀伤肿瘤细胞，但对体内正常细胞繁殖也有一定的毒性；生物治疗包括肿瘤分子靶向治疗、肿瘤干细胞相关治疗、肿瘤免疫治疗和肿瘤基因治疗等，适用于特定人群；中医中药治疗适用于术后人群，常常和放射治疗联合应用从而缓解放射毒性对患者身体的损伤。

很多早期肿瘤通过积极有效的治疗可以治愈，如早期乳腺癌、结直肠癌等，可以进行根治性的手术切除，根据病理情况进行术后的辅助治疗，通过综合治疗可以让患者生存期达到 5 年、10 年甚至更长时间，从而实现临床治愈的目标。对于体检发现的早期癌症，不仅治疗手段比较简单，疗效比较好，花费比较少，而且患者的生活质量更高，所以定期进行健康体检很重要。

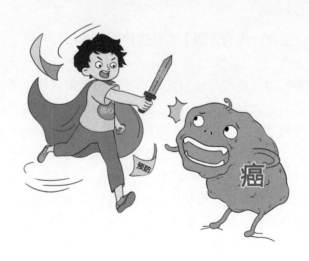

第二篇

>>> 肺　癌

1. 你了解肺癌吗?

原发性支气管肺癌简称肺癌,是指起源于呼吸上皮细胞(支气管、细支气管和肺泡)的恶性肿瘤。在解剖学上,肺癌可以分为中央型肺癌和周围型肺癌,中央型肺癌指发生在段支气管至主支气管的肺癌,以鳞状上皮细胞癌和小细胞肺癌较多见;周围型肺癌指发生在段支气管以下的肺癌,以腺癌较多见。在组织病理学上,肺癌可以分为非小细胞肺癌和小细胞肺癌,以非小细胞肺癌最为常见,约占85%。

(1)非小细胞肺癌分类。

① 鳞状上皮细胞癌:简称鳞癌,典型的鳞癌来源于支气管鳞状上皮细胞化生。鳞癌多见于老年男性,一般生长较慢,转移晚,手术切除机会多,5年生存率较高,但对化疗和放疗的敏感性不如小细胞肺癌。

② 腺癌:分为原位腺癌、微浸润性腺癌、浸润性腺癌和浸润性腺癌变异型。腺癌是肺癌最常见的类型,多见于女性,临床表现多为周围型,由于腺癌富含血管,局部浸润和转移较早,易累及胸膜引起胸腔积液。

③ 大细胞癌:一种未分化的非小细胞癌,较为少见,占肺癌的10%以下,转移较晚,手术切除机会较大。

④ 其他:腺鳞癌、肉瘤样癌、鳞状上皮瘤样癌、伴睾丸核蛋白基因重排的中线癌(NUT 癌)、唾液腺型癌等。

(2)小细胞肺癌。

小细胞肺癌是一种低分化的神经内分泌肿瘤,包括小细胞癌和复合性小细胞癌,具有快速增殖和早期广泛转移的特征,60%~88%的患者发现时已经转移。小细胞肺癌多表现为中央型。

肺癌是我国及世界范围内高发病率和高死亡率的恶性肿瘤之一。近年来，我国肺癌的发病率和死亡率呈明显上升趋势，据国家癌症中心统计，2016 年我国肺癌发病率和死亡率均居恶性肿瘤首位，其中新发病例约 82.8 万，死亡病例约 65.7 万。肺癌发病高峰年龄为 55～65 岁，男性高于女性，城市高于农村。肺癌的发病率和死亡率存在地区差异，由高到低依次为东部、中部和西部。

2. 你知道肺癌的高危因素有哪些吗？

吸烟、环境污染、职业暴露、既往慢性肺部疾病（慢性阻塞性肺疾病、肺结核、肺纤维化）和家族肿瘤病史等均是肺癌的高危因素。

（1）吸烟。

吸烟与许多恶性肿瘤的发生有密切关系，尤其是肺癌。肺癌发生的高峰期往往滞后于吸烟高峰期。开始吸烟的年龄越小、每日吸烟量越大、烟龄越长，引起肺癌的相对危险度越大。另外，二手烟也会增加肺癌的发病风险。

（2）环境污染。

广义的环境污染包括室外大环境污染和室内小环境污染。各种农业、工业废气、粉尘和汽车尾气等，可导致呼吸系统疾病发病率的上升及心肺疾病死亡率的上升。室内污染也是导致肺癌发生的不容忽视的危险因素，例如室内烹饪时燃烧的烟煤释放的大量苯并芘，可增加肺癌的发病风险。

（3）职业暴露。

长期接触铀、镭等放射性物质和石棉、氡、砷及其化合物等高致癌物质者更易患肺癌。另外，经常接触柴油废气的人，其肺癌发病率也会升高。

（4）肺癌家族史及既往肿瘤病史。

这类人群往往可能携带异常基因改变。有证据表明，一级亲属被诊断为肺鳞状细胞癌的个体患肺癌的风险明显升高。

（5）年龄。

在我国，<45 岁人群肺癌的发病率相对较低，≥45 岁人群肺癌的发病率呈现明显升高趋势。

（6）其他。

肺结核、慢性阻塞性肺疾病和尘肺等慢性肺部疾病患者的肺癌发病率高于健康人。肺支气管慢性炎症及肺纤维瘢痕病变在愈合过程中的鳞状上皮化生或增生也可能发展成肺癌。

3. 你知道如何筛查肺癌吗？

肺癌的筛查主要借助于影像学检查，常见检查方法有 X 线胸片、计算机体层扫描（CT）、磁共振成像（MRI）、超声、核素显像、正电子发射计算机体层扫描（PET-CT）等，主要用于肺癌诊断、分期、再分期、疗效监测及预后评估等。其中，PET-CT 是肺癌诊断、分期、再分期、放疗靶区勾画、评估疗效和预后的最佳方法之一，推荐有条件者进行 PET-CT 检查。

已有研究显示，与 X 线摄片相比，采用低剂量螺旋 CT（LDCT）对肺癌高危人群进行筛查可使肺癌死亡率下降 20%。欧美多家权威医学组织的肺癌筛查指南均推荐在高危人群中采用 LDCT 进行肺癌筛查。

年龄 55～74 岁，吸烟量 30 包/年（如已戒烟，戒烟时间 <15 年）的个体推荐使用 LDCT 进行肺癌筛查。年龄 45～70 岁且合并至少一项肺癌高危因素者，也推荐其行肺癌筛查。高危因素

包括吸烟史、职业致癌物质（如石棉、电离辐射、二氧化硅等）暴露史、个人肿瘤史、直系亲属肺癌家族史、慢性肺部疾病史（如慢性阻塞性肺疾病、肺结核或肺纤维化）、有长期二手烟或环境油烟吸入史等。不能耐受可能的肺癌切除手术或有严重影响生命疾病的个体不建议进行 LDCT 筛查。

建议筛查的间隔时间为 1 年；年度筛查正常者，建议每 1~2 年筛查 1 次。

4. 你知道肺癌的临床表现有哪些吗？

肺癌的临床表现与肿瘤的大小、类型、发展阶段、所在部位、有无并发症和是否转移密切相关。

肺癌早期可无明显症状，随着病情的发展，可出现相应的呼吸道症状或转移相关症状。

（1）原发肿瘤表现。

中央型肺癌可表现出相应的呼吸道症状，周围型肺癌早期常无呼吸道症状。

咳嗽、咳痰是肺癌患者就诊时最常见的症状，早期常表现为无痰或少痰的刺激性干咳，当肿瘤增大引起支气管狭窄后咳嗽可加重，多为持续性，呈高调金属性咳嗽或刺激性呛咳。

根据肿瘤侵犯部位的不同还可有咯血、喘鸣、胸闷、气急、体重下降、乏力、中低热、胸痛、声音嘶哑、吞咽困难、上腔静脉综合征、膈肌麻痹、胸腔积液、心包积液及霍纳（Horner）综合征等症状。

（2）远处转移表现。

50% 以上的鳞癌、80% 的腺癌和大细胞癌、95% 以上的小细胞癌患者会发生胸外转移，约 1/3 的肺癌症状是由胸外转移引起的。

肺癌可以转移到所有器官组织，如果肿瘤已经转移，也会引起相应转移部位的症状，如颅内转移，早期可无症状，晚期可出现中枢神经系统症状（如头痛、呕吐、眩晕、复视、共济失调、偏瘫及癫痫发作等），有时还会伴有精神状态改变和视觉障碍。骨转移、肝转移、肾上腺转移、淋巴结转移等也会有转移部位的相应表现。

（3）胸外表现。

肺癌非转移性的胸外表现在肺癌发现前后均可出现，也称副癌综合征，常见于大细胞癌，可以表现为先发症状或复发的首发症状。

约12%的肺癌患者出现内分泌综合征，常见有抗利尿激素分泌异常综合征、异位 ACTH 综合征、高钙血症等。还有少数患者会出现骨骼-结缔组织综合征、血液学异常及其他症状。

5. 你知道肺癌该如何治疗吗？

（1）手术治疗。

手术是早期肺癌的最佳治疗方法，分为根治性与姑息性手术，应当争取根治性切除，以达到完整切除肿瘤、减少肿瘤转移和复发的目的，并可进行 TNM 分期，指导术后综合治疗。

对于早期非小细胞肺癌，推荐外科手术根治性切除，优选局部肺叶、肺段切除。完整、彻底的切除是保证手术根治性、分期准确性、加强局部控制和长期生存的关键。

不适合手术或拒绝手术的早期非小细胞肺癌推荐放射治疗。对于非早期非小细胞肺癌或其他分型肺癌，可由临床医生评估后选择相应治疗方式。

（2）其他治疗。

除了手术外，常见治疗方法还有药物治疗、放射治疗、介入治疗、中医药治疗等，可由临床医生根据患者的实际情况选择。

① 药物治疗，主要包括化疗和靶向治疗，用于肺癌晚期或复发患者的治疗。化疗还可以用于手术后患者的辅助治疗、术前新辅助化疗及联合放疗的综合治疗等。大细胞肺癌对化疗非常敏感，首选化疗为基本治疗方案。

② 放射治疗，可以分为根治性放疗、姑息性放疗、辅助放疗、新辅助放疗和预防性放疗等。肺癌对放疗的敏感性以大细胞肺癌最高，其次是鳞癌和腺癌。

③ 介入治疗和中医药治疗等，可以根据患者的实际情况使用。

6. 为什么大多数肺癌确诊时已经是中、晚期了？

肺癌的症状主要是由肿瘤的压迫和侵犯造成的。因为肺部的容积较大，所以早期肺癌压迫症状不明显。随着肿瘤越来越大，肿瘤会压迫肺、气管等器官，患者就会出现咳嗽、咳痰、胸闷、气短、甚至呼吸困难等临床症状。这个时候患者才想起来去医院检查，却不知道已经错过了肿瘤发现的最佳时机，这也是大多数肺癌一发现就是中、晚期的原因。

因此，肺癌危险人群应定期进行筛查，普通人群如果出现了相应的临床症状也应根据医生建议，及时进行相关检查，这对于早期发现肺癌至关重要。

7. 如何改善肺癌的预后？

早期肺癌多无明显症状，临床上多数患者在出现症状后就诊时已属晚期，晚期肺癌 5 年生存率不高。有研究表明，由于早期诊断不足导致肺癌的预后差，86% 的肺癌患者在确诊后 5 年内死亡；15% 的肺癌患者在确诊时病变局限，这些患者的 5 年生存率可达 50%。所以，早发现、早治疗是提高肺癌患者预后的关键。

目前没有明确可以预防肺癌发生的方法，不吸烟和及早戒烟可能是预防肺癌最有效的方法。

改善肺癌预后的方法如下。

① 对高危人群定期筛查。

② 远离各种不良环境致癌因素，如吸烟、二手烟；防护各种室内外空气污染；避免职业有害暴露，如粉尘、毒气、辐射等。

③ 保持健康的生活方式可以降低肺癌的发生风险。

④ 实现肺癌的早发现、早治疗，提高预后。

8. 你知道肺结节与肺癌有什么关系吗？

随着科技的发展，CT 设备越来越好、分辨率越来越高。因此，通过高分辨率 CT，能够发现原来普通 CT 所看不见的小结节。

绝大多数肺结节不是肺癌。《肺结节诊治中国专家共识（2018 年）》指出，肺结节是在影像学表现上直径 ≤3 cm、局灶性、类圆形、密度增高的实性或亚实性肺部阴影。直径 >3 cm 者称为肺肿块，肺癌的可能性相对较大。按病灶大小分类：直径 <5 mm 者定义为微小结节，直径 5～10 mm 者定义为小结节，直径 10～30 mm 者定义为普通肺结节。通过胸部 CT 检查发现的肺部小结节，95% 以上都为良性。良性的肺小结节不需要临床干预，但需要根据医生的建议，定期进行随访，因为肺结节的动态

观察有助于早期发现肺癌，可以有效地实现肺癌的早发现、早诊断、早治疗，从而提高肺癌的治愈率。

9. 肺部手术前进行肺功能锻炼有用吗?

肺功能锻炼是肺部手术围手术期的重要环节之一。肺部手术易造成肺叶受压、气胸、支气管刺激等，使肺功能降低，导致术后易发生咳嗽、排痰困难、肺部感染、肺不张等并发症。手术前通过训练呼吸肌的肌力和耐力，可减少呼吸肌的耗氧量，提高呼吸肌的效率，促进受损的呼吸功能恢复，减少术后并发症，有效缩短住院时间。有研究显示，术前进行肺功能锻炼能改善肺部手术患者术后肺功能和运动耐力，减少术后并发症，改善生存质量，加速康复。

肺功能锻炼常用方法如下。

（1）腹式呼吸（图1）。

① 取坐位或立位。

② 两手分别放于前胸部和上腹部。

③ 用鼻缓慢吸气，腹部鼓起。

④ 经口呼气，腹部凹下。

⑤ 每分钟 8 ~ 10 次，持续 3 ~ 5 分钟，每天数次。

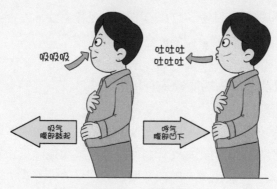

图1 腹式呼吸

（2）缩唇呼吸（图2）。

① 取坐位或立位。

② 闭嘴经鼻吸气。

③ 经嘴（呈吹口哨样）呼气，同时收缩腹部。

④ 吸气与呼气时间比为1∶2或1∶3，以不头晕为宜。

⑤ 每次5～15分钟，每天3～4次。

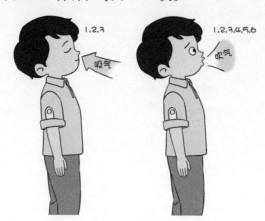

图2 缩唇呼吸

（3）正确咳嗽（图3）。

① 取坐位或立位，上身略前倾。

② 缓慢深吸气，屏气几秒钟，然后用力咳嗽，或用手按压上腹部，帮助咳嗽。

③ 停止咳嗽，缩唇将余气尽量呼出。

④ 再缓慢深吸气，重复以上动作。连续 2 ~ 3 次，休息几分钟后再重新开始。

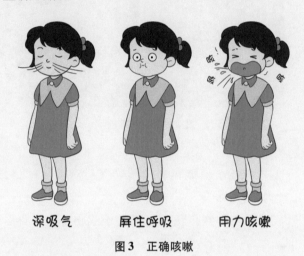

深吸气　　　　屏住呼吸　　　　用力咳嗽

图 3　正确咳嗽

（4）爬楼梯。

在患者能耐受的前提下（呼吸≤30 次/分，心率≤130 次/分），尽可能稍快为好，每次至少爬上 5 层，每天 8 ~ 9 次。

（5）呼吸训练器（图 4）。

① 患者取易于深呼吸的体位。

② 一手握住呼吸功能训练器。

③ 用嘴含住咬嘴并确保密闭不漏气，然后进行深慢呼吸。

④ 使浮球保持升起状态，屏气 2 ~ 3 秒，然后移开咬嘴呼气。

⑤ 重复以上步骤，每次 3 ~ 5 分钟，每天 3 ~ 5 次，熟练后可逐步增加到每次 20 ~ 30 分钟，以不引起疲劳为宜。

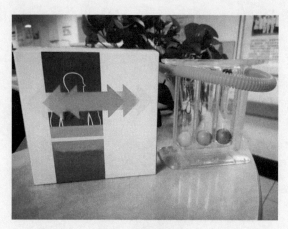

图4 呼吸训练器

（6）吹气球。

① 深吸一口气至不能再吸，稍屏气后对着气球口慢慢吹，直到吹不动为止。

② 吹气球不在于吹得快，也不在于吹得多，只要尽量把气吹出就可以。

③ 每次 15~20 分钟，每天 2~3 次。

肺功能锻炼应贯穿于整个围手术期，有效的肺功能锻炼可以预防和减少术后肺部并发症，缩短住院时间。

第三篇

>>> 乳腺癌

1. 你了解乳腺癌吗?

乳腺癌是乳腺上皮细胞在多种致癌因子的作用下，发生增殖失控的现象。乳腺癌常被称为"粉红杀手"，其发病率位居女性恶性肿瘤的首位，男性乳腺癌较为少见。

乳腺癌有多种分型方法，目前国内多采用以下病理分型。

（1）非浸润性癌。

包括导管内癌（癌细胞未突破导管壁基底膜）、小叶原位癌（癌细胞未突破末梢乳管或腺泡基底膜）及乳头湿疹样乳腺癌（伴发浸润性癌者，不在此列）。此型属早期，预后较好。

（2）浸润性特殊癌。

包括乳头状癌、髓样癌（伴大量淋巴细胞浸润）、小管癌（高分化腺癌）、腺样囊性癌、黏液腺癌、大汗腺样癌、鳞状细胞癌等。

（3）浸润性非特殊癌。

包括浸润性小叶癌、浸润性导管癌、硬癌、髓样癌（无大量淋巴细胞浸润）、单纯腺癌等。此型是乳腺癌中最常见的类型，约占80%，但判断预后尚需结合其他因素。

（4）其他罕见癌。

除上述常见的病理组织分型之外，还有一些罕见的乳腺癌，病理组织分型多源于肿瘤的镜下特征而非其生物学行为，如梭形细胞癌、印戒细胞癌等。

在我国，乳腺癌的发病率呈逐年上升趋势，每年有30余万女性被诊断出乳腺癌。在东部沿海地区及经济发达的大城市，乳腺癌发病率上升尤其明显。从发病年龄来看，我国乳腺癌发病率从 20 岁以后开始逐渐上升，45 ~ 50 岁达到高值。随着新的治疗策略和方法的普及，全球乳腺癌的死亡率逐步下降。然而，在中国特别是在农村地区，乳腺癌的死亡率下降趋势并不显著。

2. 你知道乳腺癌与乳腺良性结节的区别有哪些吗?

乳腺结节通常是指乳腺组织的结节、包块等病变，大多数乳腺结节是良性病变，如乳腺囊肿、乳腺纤维腺瘤等；少数乳腺结节是恶性病变，也就是乳腺癌。乳腺良性结节和乳腺癌的区别主要在活动度不同、生长速度不同、伴随症状不同三个方面。

（1）活动度不同。

乳腺良性结节常为单侧或双侧的多发性结节，一般轮廓清晰、活动性良好、与皮肤无粘连。而乳腺癌肿块常位于外上侧，多为单侧单发，质硬，边缘不规则，表面欠光滑，不易推动。

（2）生长速度不同。

乳腺良性结节一般生长速度比较慢，多以随访观察为主。而乳腺癌因为肿瘤基因被激活，生长速度比较快，可能会在比较短的时间内体积迅速增大，多以手术切除为主。

（3）伴随症状不同。

乳腺良性结节可能会伴随周期性胀痛或触痛，在月经来潮前发生或加重，月经结束后缓解，一般不会伴有乳头、乳房皮肤的病变。而乳腺癌大多数不伴有明显的疼痛，但是可能会伴有乳头溢液、乳头凹陷、"橘皮征"等症状，发生癌细胞转移者，还会伴有腋窝淋巴结肿大。

3. 你知道乳腺癌的危险因素有哪些吗？

乳腺癌的病因尚不清楚，到目前为止，科学家还未找到乳腺癌的确切致癌原因，但已经发现诸多与乳腺癌发病有关的危险因素。随着危险因素不断积累，乳腺癌的患病风险会逐渐增大。

乳腺是多种内分泌激素的靶器官，其中雌酮及雌二醇与乳腺癌的发病有直接关系。月经初潮年龄早（＜12岁）、不孕及初次生育年龄晚（＞30岁）、绝经年龄晚（＞55岁）、哺乳时间短、停经后进行雌激素替代疗法等，均可增加或延长体内雌激素的暴露，与乳腺癌发病密切相关。

此外，遗传因素也是乳腺癌发病的危险因素。一级亲属（如父母、子女以及兄弟姐妹）中有乳腺癌病史者，发病风险是普通人群的2～3倍。一些基因突变也会增加乳腺癌的患病风险。另外，某些物理因素，如儿童时期接受胸部放射线治疗，也是乳腺癌的危险因素。

除上述危险因素外，尚有一些生活方式与乳腺癌的发病有一定的关系，如营养过剩、肥胖、高脂饮食、过度饮酒等。

4. 你知道如何预防乳腺癌吗？

乳腺癌的病因尚不清楚，目前尚难以提出确切的病因学预防（一级预防）。但重视乳腺癌的早期发现（二级预防），经筛查检出病例，可提高乳腺癌患者的生存率。我国一般推荐乳腺超声联合钼靶作为乳腺癌的筛查方法。对于有 *BRCA* 基因突变的女性，可考虑进行预防性乳房全切术。

（1）积极治疗现有的乳腺疾病。

好多乳腺疾病，如乳腺囊性增生病等，容易与乳腺癌混淆或者有可能发展为乳腺癌，所以一定要注意鉴别和积极治疗。有乳腺癌家族史或携带乳腺癌基因的患者，需要做好乳腺的定期复检。

（2）控制雌激素摄入。

过多摄入雌激素会引起内分泌紊乱，减少雌激素摄入可以降低患乳腺癌的风险。

（3）养成良好的饮食习惯。

长期高脂饮食、酗酒等也是乳腺癌的危险因素，养成良好的饮食习惯有助于预防乳腺癌的发生。建议坚持低脂肪饮食，避免长期过量摄入高营养物质，将体重控制在合理范围之内。

（4）远离电离辐射。

胸部放射或者接受胸部放疗的人群，也容易发生乳腺癌。

（5）适龄生育和哺乳。

妊娠和母乳喂养有助于减少乳腺问题。

5. 你知道乳腺癌有哪些早期症状吗?

乳腺癌的早期症状有以下几种。

（1）乳房肿块。

乳腺癌性肿块为单个肿块，形态不规则，边缘不清晰，质地偏硬，活动度差，多数情况下无疼痛。

（2）乳头溢液。

乳腺癌导致的乳头溢液常为血性或褐色，常为单侧乳房的单个乳管溢液，伴有乳腺肿块。

（3）乳头回缩和凹陷。

乳腺癌侵犯乳头或乳晕下方时，可牵拉乳头，使乳头偏斜、回缩、凹陷，与对侧明显不对称。

（4）乳房皮肤改变。

乳腺癌侵犯乳腺腺体与皮肤之间的韧带，可使皮肤局部凹陷如酒窝（酒窝征）。癌细胞阻塞乳房皮肤的淋巴管回流可引起皮肤水肿，毛孔增大如橘皮（橘皮样改变），甚至可引起皮肤红肿和局部皮温升高。

（5）腋窝淋巴结肿大。

部分乳腺癌患者因腋窝淋巴结肿大而发现患病。肿大的淋巴结初始症状为质硬、散在、可推动，随着病情进展，可与周围皮肤和组织粘连固定。

当发现上述症状之一，必须及时到医院就诊，以免耽误疾病诊治。即便无明显症状体征，40 岁以上的女性也应定期前往专科医院进行乳房体检和乳腺癌筛查，以便及时发现早期的乳腺癌，获得更大的治愈机会。

6. 你知道如何诊断乳腺癌吗?

病史、体格检查及乳腺超声、钼靶检查或 MRI 是临床诊断乳腺癌的重要依据。确诊乳腺癌要通过组织活检进行病理检查。

体格检查常用于乳腺癌的初筛，判断初诊患者是否存在乳房异常迹象（如乳房肿块、乳房皮肤改变、乳头溢液等），以及淋巴结的情况。后期需要结合其他辅助检查结果进行诊断。

影像学检查中，乳腺钼靶广泛用于乳腺癌的筛查，其优势在于对乳腺钙化灶较为敏感，尤其是一些细小钙化灶（可能是极早期乳腺癌的表现）。乳腺超声用于乳腺癌的诊断及鉴别诊断，能够对肿块的性质做出判断。乳腺 MRI 用于乳腺癌的分期评估，对发现微小病灶、多中心、多病灶及评价病变范围有优势。年轻、妊娠、哺乳期妇女，可将其作为首选的影像学检查。

组织活检用于疑似乳腺癌患者，但影像学不能明确的，可将肿块连同周围乳腺组织一同切除，做组织病理学检查。除了直接切除，还可以在超声引导下对肿块穿刺，取出少量肿块组织进行病理学检查。

7. 你知道如何治疗乳腺癌吗？

乳腺癌应采用精准化及综合性的治疗原则，根据肿瘤的生物学行为和患者的身体状况，联合运用多种治疗手段，兼顾局部治疗和全身治疗，以期提高疗效和改善患者的生活质量。

（1）手术治疗。

手术治疗是乳腺癌患者的首选治疗方案。全身情况差、主要脏器有严重疾病、老年体弱不能耐受等患者禁止使用手术治疗。近年来对乳腺癌的生物学行为的研究证实，乳腺癌自发病开始即是一个全身性疾病，因而缩小手术范围、加强术后综合辅助治疗越来越重要。手术方式的选择应结合患者本人意愿，根据病理分型、疾病分期及辅助治疗的条件而定。对可切除的乳腺癌患者，手术应达到局部及区域淋巴结最大程度的清除，以提高生存率，然后再考虑外观及功能。

（2）化学治疗。

乳腺癌是实体瘤中应用化疗最有效的肿瘤之一，化疗在整个治疗中占有重要地位。由于手术尽量去除了肿瘤负荷，残存的肿瘤细胞易被化学抗癌药物杀灭。

（3）内分泌治疗。

乳腺癌细胞中雌激素受体（ER）含量高者，称激素依赖性肿瘤，ER 含量高的患者对内分泌治疗反应好。而 ER 含量低者，称激素非依赖性肿瘤，这些患者对内分泌治疗反应差。因此，对激素受体阳性的患者应使用内分泌治疗。

（4）放射治疗。

放射治疗是乳腺癌局部治疗的手段之一。对于行保留乳房的乳腺癌手术患者而言，应于肿块局部切除后给予适当剂量放射治疗。单纯乳房切除术后可根据患者年龄、疾病分期、分类等情况，决定是否应用放疗。

（5）靶向治疗。

通过转基因技术制备的曲妥珠单抗对人类表皮生长因子-2（HER-2）过度表达的乳腺癌患者有良好效果，可降低乳腺癌患者术后的复发、转移风险，提高无病生存期。

8. 你知道乳腺癌的并发症有哪些吗?

乳腺癌的并发症多数在癌症中、晚期出现。与其他晚期癌症的恶病质表现一样，中、晚期乳腺癌患者可出现食欲不振、厌食、消瘦、乏力、贫血及发热等，甚至死亡。

乳腺癌术后最常见的并发症包括皮瓣下积血、皮缘坏死、皮下积液、上肢淋巴水肿等。

乳腺癌化疗常见的并发症包括胃肠道反应（如恶心、呕吐）、骨髓抑制、心脏毒性、严重脱发、口腔黏膜出血、免疫力低下等。

乳腺癌放疗常见的并发症包括皮肤损伤、皮下组织纤维化、乳房纤维化、放射性肺炎等。

临床上，绝大多数恶性乳腺疾病以及部分乳腺疾病需要对病变一侧乳房进行整体切除性治疗，术后可能会对患者的生活、婚姻等方面造成极大困扰，继而引起抑郁、焦虑等心理疾病。

部分乳腺癌中、晚期患者可发生肿瘤转移，出现转移灶的症状，以转移到肺、胸膜、骨、肝、脑为主。

9. 你知道影响乳腺癌预后的因素有哪些吗？

乳腺癌是预后较好的肿瘤之一。乳腺癌的预后与疾病的发展阶段密切相关，疾病越早被发现，患者 5 年内存活的机会越大。

（1）年龄。

任何肿瘤患者的发病年龄与其预后都有一定的相关性。大量临床数据分析表明，年轻患者肿瘤发展相对迅速，淋巴结转移率高、预后偏差，老年患者肿瘤生长相对缓慢，淋巴结转移出现晚，预后较好。

（2）肥胖。

绝经前后乳腺癌患者的身体质量指数（BMI）与总死亡率风险、特定原因死亡率风险之间具有关联属性。对于肥胖的女性来说，绝经前患乳腺癌的相对危险度为 1.75，绝经后患乳腺癌的相对危险度为1.34，BMI增加，总死亡率和乳腺癌特异性死亡率的风险也会增加。

（3）区域淋巴结转移情况。

乳腺癌区域淋巴结转移情况是影响预后的重要因素，无淋巴结转移的患者，10年生存率可达75%；而有淋巴结转移的患者，10年生存率约为30%。

（4）病理因素。

乳腺癌病理类型、分化程度是影响患者预后的重要因素，在组织学分型中，以原位癌、黏液癌预后为佳，浸润性导管癌预后相对较差。

（5）激素受体状态。

乳腺癌的激素受体状态与内分泌治疗的敏感性相关，ER、孕激素受体（PR）均为阳性的患者预后最好，ER、PR、HER-2均为阴性的患者预后最差（三阴性乳腺癌），单一受体阳性的患者预后介于两者之间。

（6）HER-2状态。

HER-2状态是影响乳腺癌患者预后的独立因素，20%～30%的乳腺癌患者有HER-2基因的过表达，易发生淋巴结、骨、肝、肺、脑等部位的转移，使其生存期明显缩短。

（7）其他。

乳腺癌患者的预后与基因表达调控、肿瘤微环境、上皮-间质转化、信号通路等有关。相关研究表明，妊娠、哺乳期间发生的乳腺癌预后比较差。

10. 你知道乳腺癌患者日常生活中需要注意什么吗?

（1）达到和保持健康的体重。

尽量使体重达到正常范围（BMI 为 18.5 ~ 23.9 kg/m²），超重或肥胖的乳腺癌患者应降低膳食能量摄入，并接受个体化的运动减重指导；营养不良或体重过轻的患者，应制订和施行营养改善计划。

（2）有规律地参与体力活动。

18 ~ 64 岁的成年乳腺癌患者，每周至少进行 150 分钟的中等强度运动（每周 5 次，每次 30 分钟），或 75 分钟的高强度有氧运动，力量性训练每周至少 2 次。年龄 > 65 岁的老年患者也应尽量按照以上推荐进行锻炼。

（3）合理营养和膳食。

推荐低脂饮食、选用优质蛋白（如鱼、瘦肉、蛋、坚果、大豆等），多吃蔬菜、水果和全谷物，少吃精制谷物、红肉和加工肉、甜点、高脂牛奶和油炸食品。

（4）谨慎食用保健品。

应慎用含大量雌激素的保健品，以免再次刺激乳腺上皮细胞增殖。

（5）戒烟、禁酒。

11. 如何做好乳腺癌高危人群的筛查及日常生活管理?

乳腺癌高危人群推荐乳腺筛查起始年龄更早（<40 岁），每年 1 次乳腺钼靶检查，每 6 ~ 12 个月 1 次乳腺超声检查，必要时

每年 1 次乳腺增强 MRI。

改变日常生活方式，如健康饮食、限制饮酒、坚持运动等；定期进行乳房自我检查，实时了解乳房动态变化，如果乳房出现异常迹象，应及时就诊；为了降低患乳腺癌的风险，激素治疗时尽量使用最低剂量；对于乳腺癌高危女性，如有乳腺癌家族史或乳腺癌基因突变者，可进行预防性药物治疗（如雌激素受体调节剂、芳香化酶抑制剂等）或手术治疗（如预防性乳房切除术、预防性卵巢切除术等）。

第四篇

>>> 结直肠癌

1. 你了解结直肠癌吗?

结直肠癌即大肠癌,包括结肠癌和直肠癌。结直肠癌通常指结直肠腺癌,约占全部结直肠恶性肿瘤的95%。结直肠癌可能会发生在结肠或直肠的任何一个节点上。以横结肠的脾曲为界,将结肠划分为左、右半结肠,两者的生物学行为也存在很大的差异。右半结肠包括盲肠、升结肠和近端2/3的横结肠,左半结肠包括远端1/3的横结肠、降结肠、乙状结肠和直肠。据统计,约有2/3的结直肠癌发生于左半结肠,另外1/3则发生于右半结肠。结直肠癌是全球常见的恶性肿瘤之一,在全球癌症发病率中排名第三(仅次于肺癌和乳腺癌),在死亡率中排名第二。全球各地区发病率及死亡率均在50岁以上年龄组别出现持续上升,男性疾病负担高于女性。美国近年结直肠癌新发病例在所有恶性肿瘤中位居第三位,病死人数位列第二位。我国结直肠癌的发病率和死亡率均呈上升趋势,新发病例数及死亡病例数均占全球约30%,占东亚地区的75%以上。2020年中国癌症统计报告显示,我国结直肠癌发病率和死亡率在全部恶性肿瘤中分别位居第二位和第五位，新发病例 55.5 万例，死亡病例 28.6 万例；城市远高于农村，男性发病率高于女性，多数患者在确诊时已属于中、晚期。

2. 你知道结直肠癌有哪些类型吗?

（1）根据大体（肉眼）分型。

① 溃疡型：肿瘤表面形成深达肠壁肌层的溃疡，肿瘤可穿破肠壁向周围浸润，转移较早。

② 隆起型：肿瘤主体向肠腔突出，肿块较大时表面可有溃疡，向周围浸润少。

③ 浸润型：肿瘤沿着肠壁生长，使肠壁增厚，肠腔变窄，但表面常无隆起或溃疡。

（2）根据组织学分类。

① 腺癌：结直肠癌中最常见的病理类型，又可以分为管状腺癌、乳头状腺癌、黏液腺癌和印戒细胞癌。

② 腺鳞癌：少见，肿瘤由鳞癌细胞和腺癌细胞两种细胞构成，主要位于直肠下段和肛管。

③ 未分化癌：癌细胞呈片状或团状，无成熟腺管样结构，细胞排列无规则，预后很差。

（3）根据解剖部位分类。

① 直肠癌：位于齿状线至直肠乙状结肠交界处之间的癌（直肠长 15 ~ 18 cm）。

② 左半结肠癌：腹部左半结肠的癌，包括左侧横结肠癌、降结肠癌和乙状结肠癌。

③ 右半结肠癌：腹部右半结肠的癌，包括盲肠癌、升结肠

癌和右侧横结肠癌。

3. 你知道结直肠癌是怎么形成的吗?

超过90%的结直肠癌是由结直肠息肉演变而来的。结直肠息肉是一类从肠黏膜表面突出到肠腔内的隆起状病变,是肠黏膜过度增生而形成的赘生物。在未确定病理性质前统称为息肉,起病隐匿,大多无明显临床症状,通常在内镜检查中偶然发现,病理学上将结直肠息肉分为腺瘤性、炎性、增生性和错构瘤型息肉,其中腺瘤性息肉被认为是结直肠癌的癌前病变。有统计数据表明,在50岁的一般风险人群中,结肠镜检查结肠息肉的患病率超过25%。癌变与息肉的病理类型、大小、部位、数量等密切相关,整个癌变过程可长达5~15年。其中,乳头状腺瘤最易恶变,概率高达40%。几乎所有的结直肠癌都起源于腺瘤性息肉,且拒绝进行腺瘤性息肉切除术的患者在5年后发生结直肠癌的比例约为4%,10年后约为14%。在增生性息肉的类型中,部分散发性结直肠癌可通过无柄锯齿状息肉恶变而来。此外,大约20%的散发性结直肠癌的主要癌前病变是无柄锯齿状腺瘤。早期

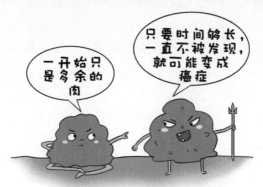

切除癌前息肉，可以降低结直肠癌的发病率。

4. 你知道结直肠癌的危险因素有哪些吗?

吸烟是结直肠癌的重要危险因素之一，且与吸烟的年限和总量有一定的剂量效应关系。吸烟量每增加 10 支/天，结直肠癌发病风险升高 7.8%；吸烟量每增加 10 年包（年包 = 吸烟量 × 吸烟年数），结直肠癌发病风险升高 4.4%。

其次是饮酒，乙醇和乙醛对肠道黏膜细胞具有毒性作用，乙醇的剂量与结肠黏膜 DNA 链的断裂呈正相关性。乙醇氧化的有毒代谢产物——乙醛，可使结肠细胞癌变。同时，较高的乙醇消耗会使机体产生更多的具有遗传毒性和致癌性的活性氧，从而诱导氧化应激反应。另外，乙醇可作为致癌物的溶剂，促使致癌物进入口腔、食管、胃肠道等，影响激素代谢或干扰类视黄醇代谢和 DNA 修复机制，从而增加结直肠癌的发病风险。

综合来看，除吸烟和饮酒外，结直肠癌的危险因素还有以下几个方面。

（1）饮食因素。

高脂肪、高蛋白饮食，尤其是经过煎、炸、熏、烤后的食物，是直肠癌常见的危险因素。腌制食物、精细纤维素的摄入，也被认为与直肠癌的发生密切相关。

（2）遗传因素。

遗传也是导致结直肠癌的危险因素，有 20%~30% 的结直肠癌患者有肿瘤家族史，如家族中直系亲属患有结直肠癌，则其患结直肠癌的风险比正常人高 3 倍，因此对于结直肠癌的高危人群，在日常生活中一定要做好防癌筛查。

（3）肥胖。

缺乏体育锻炼，经常久坐的人群，其结直肠癌的发病率会显著增高，而肥胖患者同样是结直肠癌的高危人群，BMI 指数超过 29 的人比 BMI 指数小于 21 的人，结直肠癌的发病风险增加 1 倍。经常参加体育运动，以及保持正常身形能显著降低患结直肠癌的几率。

（4）其他。

糖尿病、胆囊结石、阑尾炎术后等也是结直肠癌的危险因素。

5. 你知道结直肠癌的高危人群有哪些吗？

结直肠癌从发生学角度主要分为家族遗传性和散发性。具备以下危险因素者被定义为结直肠癌的高危人群。

（1）结直肠腺瘤。

结直肠腺瘤是结直肠癌最主要的癌前疾病。具备以下三项条件之一者即为高危腺瘤：腺瘤直径≥10 mm；绒毛状腺瘤或混合性腺瘤且绒毛状结构超过 25%；伴有高级别上皮内瘤变。

（2）炎症性肠病。

特别是溃疡性结肠炎，可发生癌变，多见于幼年起病、病变范围广且病程长或伴有原发性硬化性胆管炎者。

（3）其他。

粪便隐血试验阳性（异常）；直系亲属（父母、兄弟姐妹）中有结直肠癌病史者；本人有癌史；长期吸烟、过度摄入酒精、肥胖、少活动、年龄＞50 岁；符合下列 6 项之任 2 项者，慢性腹泻、慢性便秘、黏液血便、慢性阑尾炎或阑尾切除史、慢性胆囊炎或胆囊切除史、长期精神压抑；有盆腔放疗史者。

6. 你知道怎样预防结直肠癌吗?

结直肠癌具有明确的癌前疾病，且其发展到中、晚期癌有相对较长时间，这为有效预防提供了机会。首先，针对高危人群进行筛查，及早发现病变。通过问卷调查和粪便隐血试验等筛出高危者再行进一步检查，包括肛门指诊、乙状结肠镜和全结肠镜检查等。针对腺瘤一级预防和腺瘤内镜下摘除后的二级预防，可采取下列措施。

（1）生活方式调整。

① 每日足量饮水，多吃蔬菜和水果等膳食纤维含量高的食物，少吃油炸、腌制食品；

② 定时上厕所，规律排便；

③ 戒烟、控制饮酒；

④ 加强锻炼，控制体重，保持乐观、积极向上的心态；

⑤ 规律作息，保证充足睡眠，定期参加健康体检。

（2）化学预防。

高危人群可考虑用阿司匹林或 COX 抑制剂（如塞来昔布）进行预防，但长期使用需要注意药物不良反应。对于低血浆叶酸者，补充叶酸可预防腺瘤初次发生（而非腺瘤摘除后再发）；钙剂和维生素则可预防腺瘤摘除后再发。

（3）定期结肠镜检查。

结肠镜下摘除结直肠腺瘤可预防结直肠癌发生，内镜术后仍需视患者情况定期复查肠镜，以及时切除再发腺瘤。

（4）积极治疗炎症性肠病。

控制病变范围和程度，促进黏膜愈合，有利于减少癌变。

7. 你知道结直肠癌患者有哪些早期症状吗？

　　早期结直肠癌患者可无明显症状，病情发展到一定程度可出现排便习惯改变（次数增多，交替腹泻、便秘），大便性状改变（变细、血便、黏液便等），腹痛或腹部不适，腹部肿块，肠梗阻相关症状，全身症状（如不明原因贫血、体重下降、乏力、低热等）。另外，腹部隐隐作痛、钝痛、刀绞样痛、里急后重，或者在进食后感觉腹部隐痛和发胀也应该引起重视（图5）。里急后重指排便的时候总有下坠感、有排便不尽的感觉。所以，当反复出现便血，或同时伴有腹痛、消瘦、大便习惯改变等其他症状时，就应该敲响健康警钟，及时到医院就诊。

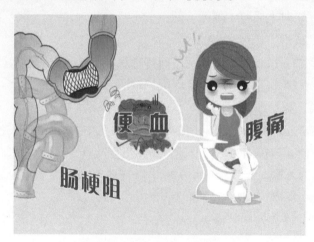

图 5　结直肠癌的早期症状

8. 你知道结直肠癌的筛查手段有哪些吗？

　　结直肠癌筛查手段有直肠指诊、粪便隐血试验、基因检测和结肠镜检查。直肠指诊可以了解直肠肿瘤的大小、形状、质地、范围、肿瘤下缘距肛缘的距离、有无盆底种植等，同时观察是否有指套血染。粪便隐血试验对消化道出血的诊断有重要价值，可以检查粪便中隐匿的红细胞或血红蛋白、转铁蛋白，那些通过肉眼和显微镜看不出的异常，可以通过粪便隐血试验来显现。筛查策略详见表1。

表1　无症状健康人群的结直肠癌筛查

临床评估	基本推荐	可选策略
一般人群	① 50～74 岁个体，首先进行高危因素问卷调查和免疫法大便隐血检测，阳性者行结肠镜检查 ② 后续筛查每年至少检查 1 次免疫法大便隐血，阳性者行结肠镜检查	50～74 岁个体，直接结肠镜检查，结肠镜检查未发现肠道肿瘤者，每隔 5～10 年行结肠镜检查 1 次。发现肠道肿瘤者，根据肿瘤大小和病理类型在 1～3 年后行结肠镜复查；后续如未发现肿瘤复发，可延长间隔至 3～5 年
高危人群	① 有结直肠腺瘤病史、结直肠癌家族史和炎性肠病者为高危人群 ② 应每年参加结直肠癌筛查 ③ 定期进行结肠镜检查，其间隔不应大于 5 年	① 进展期结直肠腺瘤（直径＞1cm，或伴绒毛状结构，或伴高级别上皮内瘤变）患者应在诊断后 1～3 年内复查结肠镜，如未发现腺瘤复发，后续间隔可延长至 3～5 年 ② 非进展期腺瘤患者应在诊断后 2～3 年内复查结肠镜，如未发现腺瘤复发，后续间隔可延长至 4～5 年 ③ 有结直肠癌家族史者进行遗传基因筛检，家系中遗传突变携带者定期结肠镜检查，非遗传突变携带者按一般人群筛查 ④ 炎症性肠病患者定期专科就诊。根据病变范围、程度和年限与医生商定结肠镜检查间隔

9. 你知道结直肠癌的诊断方法有哪些吗?

有高危因素的个体出现排便习惯与粪便性状改变、腹痛、贫血等症状时,应及早进行结肠镜检查,诊断主要依赖结肠镜检查和黏膜活检病理检查。早期结直肠癌病灶局限且深度不超过黏膜下层,不论有无局部淋巴结转移,病理呈高级别上皮内瘤变或腺癌,均可做出诊断,详细诊断方法有以下几条。

(1)临床表现。

早期结直肠癌可无明显症状,病情发展到一定程度可出现下列症状:排便习惯改变,大便性状改变(细便、血便、黏液便等),腹痛或腹部不适,腹部肿块,肠梗阻相关症状,全身症状(如贫血、消瘦、乏力、低热等)。

(2)体格检查。

主要有一般状况评价;全身浅表淋巴结特别是腹股沟及锁骨上淋巴结的情况;腹部视诊和触诊,检查有无肠型、肠蠕动波,腹部是否可触及肿块;腹部叩诊及听诊,检查了解有无移动性浊音及肠鸣音异常;直肠指诊等。

(3)实验室检查。

① 血常规:了解有无贫血。

② 尿常规:观察有无血尿,结合泌尿系影像学检查,了解肿瘤是否侵犯泌尿系统。

③ 粪便常规:注意有无红细胞、白细胞。

④ 粪便隐血试验:针对消化道少量出血的诊断有重要价值。

⑤ 电解质、肝肾功能等其他血生化指标。

⑥ 肿瘤标志物:结直肠癌患者在诊断时、治疗前、评价疗效、随访时必须检测外周血癌胚抗原(CEA)、CA199;有肝转

移患者建议检测甲胎蛋白（AFP）；疑有腹膜、卵巢转移患者建议检测 CA125。

（4）影像学检查。

主要有 CT、MRI、超声等影像学检查方法。

（5）病理组织学检查。

病理活检是诊断结直肠癌的"金标准"。癌细胞穿透结直肠黏膜肌层浸润至黏膜下层，但未累及固有肌层，称为早期结直肠癌。上皮重度异型增生但没有穿透黏膜肌层的癌称为高级别上皮内瘤变，包括局限于黏膜层的黏膜内癌。进展期结直肠癌的大体类型包括隆起型、溃疡型、浸润型。

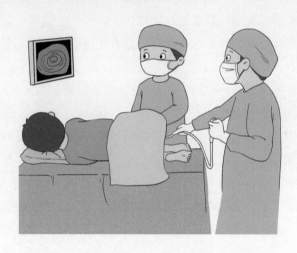

10. 你知道结直肠癌的鉴别诊断有哪些吗?

在临床上，右侧结直肠癌应注意与肠阿米巴病、肠结核、血吸虫病、阑尾病变、克罗恩病等鉴别。左侧结直肠癌则需与痔、功能性便秘、慢性细菌性痢疾、吸虫病、溃疡性结肠炎、克罗恩病、直肠结肠息肉、憩室炎等鉴别。对年龄较大者近期出现下消化道症状或症状发生改变，切勿未经肠镜检查就轻易做出功能性疾病的诊断，以免漏诊结直肠癌。

11. 你了解结直肠癌的治疗方式吗？

结直肠癌的治疗关键在于早发现与早诊断，以利于根治（图6）。

（1）外科治疗。

结直肠癌唯一可以根治的方法是癌肿早期切除。对已有广泛癌转移者，如病变肠段已不能切除，可进行姑息手术缓解肠梗阻；对原发性肿瘤已行根治性切除、无肝外病变证据的肝转移患者，也可行肝叶切除术。鉴于部分结直肠癌患者术前未能完成全结肠检查，存在第二处原发结直肠癌（异时癌）的风险，对这些患者推荐术后3~6个月即行首次结肠镜复查。

（2）结肠镜治疗。

结直肠腺瘤癌变和黏膜内的早期癌可经结肠镜行高频电凝切除、黏膜切除术或内镜黏膜下剥离术，回收切除后的病变组织做病理检查，如癌未累及基底部则可认为治疗完成；如累及根部，则需追加手术，彻底切除有癌组织的部分。对左半结肠癌形成肠梗阻者，可在内镜下安置支架，解除梗阻，一方面缓解症状，更重要的是有利于减少术中污染，增加 I 期吻合的概率。

（3）化疗。

多数结直肠癌对化疗不敏感，早期癌根治后一般不需要化疗，中、晚期癌术后常用化疗作为辅助治疗，新辅助化疗可降低肿瘤临床分期，有助于手术切除肿瘤。

（4）放射治疗。

主要用于直肠癌，术前放疗可提高手术切除率和降低术后复发率；术后放疗仅用于手术未能根治或术后局部复发者。术前与术后放疗相结合的"三明治疗法"，可降低Ⅱ期或Ⅲ期直肠癌和直肠乙状结肠癌患者局部复发风险，提高肿瘤过大、肿瘤已固定于盆腔器官患者的肿瘤切除率。

（5）免疫、靶向治疗

靶向治疗药物主要有可调控肿瘤生长的抑制人类血管内皮生长因子（VEGF）的单克隆抗体（如贝伐单抗）和抑制表皮生长因子受体（EGFR）的单克隆抗体（如西妥昔单抗）。该两种药物均已被批准用于晚期结直肠癌的治疗。

手术治疗　　　内镜治疗　　　放射治疗　　　化学治疗

图6　结直肠癌的治疗方式

12. 结直肠癌预后有哪些影响因素？

结直肠癌预后取决于临床分期、病理组织学情况、早期诊断和手术能否根治等因素。外生性肿瘤和息肉样肿瘤的预后比溃疡性肿瘤和浸润性肿瘤好，手术病理分期、穿透肠壁的深度以及周围淋巴结扩散的程度是影响预后的重要因素，分化程度低的肿瘤比分化良好的肿瘤预后差。

13. 结直肠癌术后患者的饮食需要注意什么？

结直肠癌患者手术治疗后，应禁食3~4天，禁食期间可通过静脉滴注营养液补充所需能量，待肠道蠕动恢复正常后，逐渐从流质向半流质食物进行过渡。选择易消化且富有营养的流质食物，如稠米汤、清鸡汤、清肉汤、麦片粥等。如果患者恢复情况较好，可以适当吃些富含优质蛋白的半流质食物，如肉松粥、汤面、馄饨等，应少量多次进食。禁辛辣、刺激性食物，避免过冷或过热的食物。争取做到色、香、味俱佳和食谱多样化，但注意禁食豆类、红薯等容易产气的食物。

第五篇

>>> 胃　癌

1. 你了解胃吗?

胃是人体重要的消化器官之一。它像一个鼓鼓囊囊的"袋子",上面连着食管,下面连着十二指肠。我们吃下的食物通过食管进入这个"袋子",然后这个"袋子"便会蠕动和收缩,同时分泌胃液,双管齐下将大块的食物分解成细碎的肉糜。最后,肉糜被送进肠道进行下一轮的消化和吸收。

胃在人体的左上腹,但有一定的游离度。胃虽然上面连着食管,下面连着十二指肠,但并不是固定在同一个地方。饱食或空腹、站着或躺着时,胃的位置都不同,就像一个柔软的"袋子",里面装没装东西、装了多少东西都影响"袋子"的位置。胃的位置如图7所示。

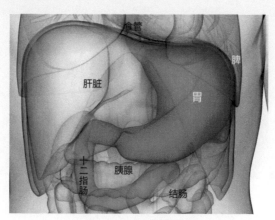

图7 胃在人体中的位置

胃一共分为5个部分。

① 贲门部:胃的入口,连接食管。

② 胃底部:胃的主要部分,位于贲门左上方。

③ 胃体部:胃体积最大的部分,位于胃底和胃窦之间。

④ 幽门部：胃的出口，连接十二指肠。

⑤ 胃窦部：越靠近出口越细，是与十二指肠相接的狭小部分，相当于"房间的走廊"。胃的结构如图 8 所示。

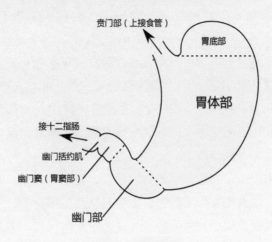

贲门部（上接食管）

胃底部

胃体部

接十二指肠

幽门括约肌

幽门窦（胃窦部）

幽门部

图 8　胃的结构

胃壁从内到外分为以下 4 层。这些层次结构与胃癌分期、肿瘤浸润深度有关。

① 黏膜层：通常胃癌都是由黏膜层长起来的。

② 黏膜下层：在胃扩张或蠕动时起缓冲作用。

③ 肌层：占据胃壁厚度的大部分。

④ 浆膜层：属于胃的最外层。

2. 你知道什么是胃癌吗?

胃癌，顾名思义就是发生在胃部的癌症。胃的任何部位都可能发生胃癌。

根据发生部位，胃癌可分为胃上部癌、胃中部癌、胃下部癌和胃食管结合部癌。根据病灶侵袭深度，胃癌可分为早期胃癌和局部进展期胃癌。病灶侵袭深度局限于黏膜层或黏膜下层的胃癌，不论有无局部淋巴结转移，均为早期胃癌，侵犯深度达肌层或肌层以上的胃癌，称为局部进展期胃癌。根据病理类型，胃癌还可分为腺癌、印戒细胞癌、腺鳞癌、髓样癌和未分化细胞癌等。

胃癌在全世界范围内是高发恶性肿瘤，预后相对较差，其发病率居全部癌症的第五位，病死率居第三位。超过70%的胃癌新发病例在发展中国家，约50%的胃癌病例在亚洲东部，且主要集中在我国。我国是全球胃癌发病率最高的国家，我国胃癌死亡人数约占全球的50%。

在我国，山东、辽宁、福建、甘肃、青海、宁夏、吉林、江苏、上海等地胃癌发病率较高，主要与饮食习惯有关；祁连山内流河系的河西走廊、黄河上游、长江下游、闽江口、木兰溪下游及太行山南段等地胃癌发病率高，主要与地质和水质有关。

胃癌的发病率在各个年龄段有显著的差异，<35岁处于较低水平，≥35岁快速上升，80~84岁达到高峰，≥85岁有所下降。胃癌年轻的患者中女性多于男性，而老年患者则以男性为主。

3. 胃癌的危险因素以及高危人群分别有哪些？

胃癌的危险因素有以下几个。

（1）不良的饮食习惯。

辛辣和烫热食物的物理刺激可造成胃黏膜损伤，长时间刺激会导致胃癌的发生。腌渍食物中含有大量硝酸盐和亚硝酸盐，在胃中产生一种强烈的致癌物质，直接损伤胃黏膜引起胃上皮增生，从而导致胃癌的发生。还有高盐饮食、烟熏食物、霉变食物以及缺乏相关微量元素，均可导致胃癌的发生。

（2）吸烟和饮酒。

烟、酒对胃的刺激性较大，直接损伤胃黏膜，可以使胃黏膜充血糜烂，甚至溃疡。长期吸烟的人胃癌的发病率明显高于不吸烟的人，长期饮酒与其他致胃癌因素具有协同和促进胃癌发生的作用。

（3）幽门螺杆菌感染。

幽门螺杆菌感染是胃癌的起始阶段，起到"启动因子"的作用，是胃癌发病的重要因素之一。

（4）胃前病变。

慢性胃炎、胃溃疡、胃息肉等胃前病变。

（5）遗传因素。

研究显示，遗传因素在胃癌发病中起着重要的作用，有肿瘤家族史者发病的可能性更大。

（6）精神压力较大。

精神压力大会使自主神经功能紊乱，胃液分泌失调，严重者可以导致胃溃疡。

（7）药物不良反应。

应在医师的指导下用药，很多药物对胃黏膜有损伤作用。

（8）职业危险因素。

从事金属行业和长期接触除草剂、铅、硫酸以及石棉的人易患胃癌。

此外，胃癌的发生与环境、年龄、性别、内分泌等因素也有关。

综上所述，胃癌的高危人群包括：40岁以上者、长期饮食习惯不良者（包括生活习惯不规律、经常熬夜者）、长期酗酒及吸烟者、幽门螺杆菌感染者、患有胃癌癌前病变者、有肿瘤家族史者、工作和精神压力大者、抑郁人群、从事金属行业和长期接触除草剂、铅、硫酸及石棉的人群。

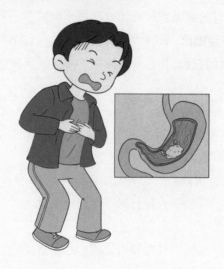

4. 胃癌可以预防吗?

胃癌是可以预防的,胃癌的预防措施可分为三级。

(1)胃癌的一级预防。

一级预防也称病因预防,即通过避免危险因素预防胃癌的发生,主要包括以下几点。

① 饮食预防:少吃烟熏、油炸、烘烤的食物;不吃霉变的食物;低盐饮食,多吃蔬菜、水果、蛋白质丰富的食物;避免进食粗糙的食物,如高粱等带有较硬外壳容易损伤消化道黏膜的食物;少抽烟,不饮烈性酒;多食牛奶及奶制品;食物要冷冻保鲜,有研究表明,胃癌的发病率与家庭电冰箱的应用呈负相关。

② 抗幽门螺杆菌治疗。

③ 积极治疗胃癌癌前病变。

④ 补充微量元素。

（2）胃癌的二级预防。

二级预防包括早发现、早诊断、早治疗。对胃癌的高危人群进行筛查，一经确诊应尽早争取综合治疗。

（3）胃癌的三级预防。

三级预防的目的是提高患者的生存率和生活质量。对早、中期胃癌患者积极施行根治性手术治疗，对某些中、晚期胃癌患者进行综合治疗，以提高生存率；采取措施防止胃癌复发，避免疾病进展。

有人会问，可以通过吃药预防胃癌吗？

药物只可以治疗胃癌癌前病变和幽门螺杆菌感染，能起到一定的预防作用。但预防胃癌还是主要从避免长期不规律饮食和作息入手。

那有疫苗可以预防胃癌吗？

目前胃癌的疫苗还在研究阶段，尚无针对胃癌的预防性疫苗。

5. 如何早期发现胃癌？

约66%的胃癌患者在早期会出现上腹痛症状，约25%的胃癌患者疼痛规律类似消化性溃疡，大多数胃癌患者在早期表现为餐后腹痛，无间歇性，且不能用食物或制酸剂获得缓解。患者粪便隐血阳性、黑便或呕血都可能是胃出血的征象，在胃癌早期即可出现。其他胃癌的早期表现有：对食物的喜好突然改变；不明原因的腹泻、便秘或下腹不适；偶有上腹不适时，用手扪压上腹可有深压痛及轻度肌肉紧张感。

如果出现食欲不振、消瘦、乏力的症状，同时伴有上腹痛，且能排除肝炎的情况下，则更应引起重视。胃癌与肝炎的区别是：肝炎除了有食欲不振、厌油腻的症状外，还常有黄疸、浓茶色样尿，检查可发现转氨酶升高等。不少胃癌患者由于进食减少而导致乏力、消瘦。

当出现了上述胃癌的一个或数个早期信号，尤其是中年以上无胃病史的男性，应尽快到医院消化科做相关检查。此外，约1/3 的胃癌患者在早期无任何自觉症状，要想早期发现胃癌，只有依靠普查。因此，在胃癌流行区，凡年龄在 40 岁以上，有慢性胃病史（慢性胃炎或胃溃疡），近期出现消化不良症状，或已行胃部手术 10 年以上者，均应定期做胃镜检查。

根据表 2 计算得分，不同得分者建议筛查周期如下。

① 胃癌高危人群（17～23 分），建议每年做 1 次胃镜检查。

② 胃癌中危人群（12～16 分），建议每 2 年做 1 次胃镜检查。

③ 胃癌低危人群（0～11 分），建议每 3 年做 1 次胃镜检查。

表 2　新型胃癌筛查评分系统

变量名称	分值	变量名称	分值
年龄/岁		性别	
40～49	0	女	0
50～59	5	男	4
60～69	6	Hp 抗体	
>69	10	阴性	0
G-17/（pmol/L）		阳性	1
<1.50	0	PGR	
1.50～5.70	3	≥3.89	0
>5.70	5	<3.89	3
总分			23

注：G-17 为血清胃泌素 17，Hp 为幽门螺杆菌，PGR 为胃蛋白酶原比值。

6. 如何诊断胃癌?

胃癌不同于高血压、糖尿病等疾病,有一个明确的指标,高于或者低于这个指标就能确诊,胃癌的诊断需要综合多方面情况,经历多道"工序"。

国家卫健委2022年4月11日发布的《胃癌诊疗指南(2022年版)》指出,胃癌诊断应当结合患者的临床表现、内镜及组织病理学、影像学检查等,同时做好鉴别诊断。

早期胃癌的临床表现主要有:上腹饱胀不适或隐痛,以饭后为重;食欲减退、嗳气、反酸、恶心、呕吐、黑便等。进展期胃癌除上述症状外,常出现体重减轻、贫血、乏力,胃部疼痛,恶心、呕吐,出血和黑便,腹泻等。晚期胃癌患者可出现严重消瘦、贫血、水肿、发热、黄疸和恶病质。

胃癌的影像学诊断包括X线气钡双重对比造影、超声检查、CT、MRI、正电子发射体层成像(PET)、单光子发射计算机体层摄影(SPECT)、肿瘤标志物的检测、胃镜检查等。其中,胃镜检查时行内镜下活检是目前诊断胃癌的"金标准"。

7. 全麻胃镜和半麻胃镜的区别有哪些?

进行胃镜检查时,半麻和全麻的区别主要是麻醉效果不同。半麻是通过食用麻醉剂,使口咽部达到麻醉效果,而患者的神志清楚;全麻是通过静脉注射药物,使做胃镜的患者彻底失去意识,处于睡眠状态,因此患者对检查中发生的任何事情都不知道。

全麻对患者的心脏、呼吸、神经系统会带来一定风险,所以建议老年或体质较弱的人群避免做全麻胃镜。在进行半麻胃镜检查时，尽管患者的咽部已经用药物进行麻醉，但是由于患者在检查中处于清醒状态，还是会发生恶心、想吐的感觉，会有一定的痛苦，好处是患者能够配合医生进行检查。

如果需要做胃镜检查，应根据医生的建议选择合适的麻醉方式，以使胃镜检查达到较理想的状态。半麻和全麻对胃镜检查的结果不会造成很大影响，主要是患者的不适程度和感觉不同。但是每个人对胃镜检查的敏感性不一样，年轻、身体健壮的人群可能神经反射较为强烈，做半麻胃镜检查时反应较大，可以采取全麻，具体还要听专业医生的意见。另外，检查完成后，要注意患者的各种反应，如果出现不适，需要及时进行处理。

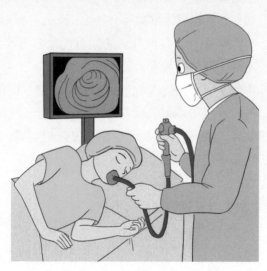

8. 呼气试验可以代替胃镜检查吗?

呼气试验不可以代替胃镜检查。

呼气试验一般指^{13}C 或^{14}C 尿素呼气试验，属于病原学检测，主要用来检查幽门螺杆菌的感染情况。其原理是，幽门螺杆菌中的尿素酶分解尿素后产生带有^{13}C 或^{14}C 同位素标记的CO_2（正常空气中，CO_2 中的碳原子为^{12}C），测定其含量（^{13}C）或计数流速（^{14}C）可反映机体幽门螺杆菌的菌群数量，超出一定范围时提示阳性结果，即幽门螺杆菌感染。

^{13}C 和^{14}C 呼气试验的区别主要体现在有无辐射、试验限制条件、稳定性及价格 3 个方面。

（1）有无辐射。

^{13}C 呼气试验并没有放射性，对身体也没有损伤，而^{14}C 呼气试验会有少量的放射性，但是辐射剂量不大，可能也不会对身体造成损伤。

（2）限制条件不一样。

患者在做^{13}C 呼气试验检查时需要空腹，不能吃任何食物，也不能喝水。而^{14}C 呼气试验检查并没有要求，但这种检查方法有少量放射性，不适合孕妇和儿童。

（3）稳定性及价格。

^{14}C 没有^{13}C 呼气试验稳定，但普通成年人使用两种方法的诊断准确率没有明显差别，而且^{14}C 的价格相对较低，因此可以选择^{14}C 进行检查。孕妇、儿童等特殊人群建议选择^{13}C 呼气试验。

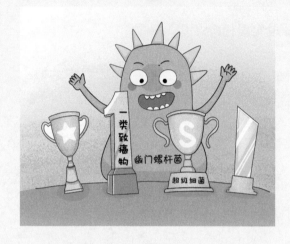

　　世界卫生组织国际癌症研究会已将幽门螺杆菌定为一级或明确的人类致癌因子。及时检出幽门螺杆菌并采用正确的治疗方法至关重要。有多种检查幽门螺杆菌的方法，非侵入性方法中的呼气试验诊断幽门螺杆菌感染具有较高的特异性和灵敏度。呼气试验可作为早期胃癌筛查的方法之一，但不能代替胃镜检查，胃镜检查时进行内镜下活检仍是诊断胃癌的"金标准"。

9. 如何治疗胃癌?

　　胃癌的治疗方式有很多种。

　　（1）手术治疗。

　　手术治疗是胃癌目前主要的治疗方式。由于手术病死率及术后并发症存在很大的个体差异，所以应严格掌握手术适应证。胃癌手术方式包括传统开腹手术、腹腔镜手术以及内镜手术等，根据患者具体基础情况及治疗目的的不同，可划分为根治性手术、姑息性手术、减瘤手术等。

（2）化学治疗。

化疗是利用化学药物阻止癌细胞增殖、浸润、转移，直至杀灭癌细胞的一种治疗方式。化疗可作为手术治疗的辅助治疗方式，消灭机体残存的癌细胞，可以在术前、术中及术后应用。化疗按目的可分为新辅助化疗、术后辅助化疗和晚期胃癌的姑息性化疗。

（3）放射治疗。

放疗主要针对晚期胃癌患者。由于胃腺癌对放射敏感性低，单独放疗或与化疗联合治疗的效果较差，放疗在胃癌治疗中主要是用于辅助性或姑息性治疗。

此外，还有靶向治疗、生物治疗、中药治疗、免疫治疗和支持疗法。

那么多治疗方法，哪种最有效呢？答案是手术治疗。胃癌根治术是根据患者的全身情况、病灶部位和浸润范围决定的，包括根治性远端或近端胃大部切除术和全胃切除术 3 种。手术要求包括：充分切除原发病灶；彻底清除胃周淋巴结；完全消灭腹腔游离癌细胞和微小转移灶。针对早期胃癌，黏膜癌术后的 5 年生存率为98%，黏膜下癌为88.7%；针对进展期胃癌，Ⅱ期根治术后 5 年生存率为55%，Ⅲ期为15%，Ⅳ期为2%。胃癌对化疗有低至中等程度的敏感性，化疗的目的是在外科手术的基础上杀灭临床癌灶或脱落的癌细胞，以达到治愈的效果。胃癌对放疗敏感性较低，但术后放疗有助于防止胃癌的复发和转移。

10. 胃癌术后可能会有哪些并发症?

胃癌术后并发症的种类及形式较多，通常分三类：一是与手术直接相关，如术后感染、出血、吻合口瘘、肠梗阻等；二是由于手术而引发的其他脏器的并发症，这一类并发症虽然不是由手术直接引起，但与手术创伤、麻醉应激有着密切的关系，如肺、心、肝、肾的损害等；三是远期并发症，这一类并发症一般不会在术中或术后即刻出现，多由消化道重建改变了消化道生理功能引起，如吻合口狭窄、倾倒综合征、贫血、残胃癌等。

胃癌较为常见的 5 种术后并发症如下。

① 出血是胃癌术后最常见的并发症。当患者术后出现黑便、呕血、腹部引流管引出大量血性液体、胃管中抽出血性胃液，甚至出现心慌、头晕乃至晕厥、心率加快、血压下降、神志变化等低血容量休克表现时，则高度怀疑患者出现了胃癌术后大出血。

② 消化道瘘是胃癌术后较为严重的并发症，一旦发生不仅影响治疗效果，而且增加经济负担，甚至导致生命危险。

③ 消化道梗阻是胃癌术后最常见的近期并发症之一，包括吻合口梗阻、肠梗阻、输入袢以及输出袢梗阻。胃癌患者术后若发生消化道梗阻，会出现阵发性腹痛，腹胀伴恶心、呕吐，无法正常进食，可无排气、排便。病情进一步发展后患者自身内环境及电解质会发生严重紊乱，严重者甚至出现休克及死亡。

④ 倾倒综合征为胃切除术后最常见的并发症之一。由于胃癌术后，原本的消化道解剖结构遭到破坏，包括迷走神经切断、幽门缺失等情况，使原本胃肠道对胃内容物的节制调控功能受损，导致胃内容物排空过快，从而出现一系列临床症状，尤其在进食流质食物或富含糖类等高渗食物时更为明显。

⑤ 反流性食管炎是胃癌术后最常见的长期并发症之一，同时也可能是最需要手术治疗的一种并发症。消化道重建后碱性肠液反流至残胃，引起胃黏膜和食管的损伤，患者常表现为上腹部

烧灼样痛、恶心、呕吐胆汁，呕吐后腹痛无缓解，其中"烧心"是最主要的症状。

11. 胃癌的预后如何？

胃癌的预后与胃癌的病理分期、部位、组织类型、生物学行为以及治疗措施有关。

早期胃癌患者的 5 年生存率可超过 90%；进展期胃癌患者经过一系列治疗后，5 年生存率还是低于 30%；晚期胃癌患者的 5 年生存率在 10% 左右。因此，早发现是提高胃癌患者生存率的关键。

胃癌的转移途径以淋巴转移、血道转移、腹腔转移为主，胃癌最容易转移到肝、肺，其次是转移到脑、输尿管、卵巢和骨。胃癌肝转移约占胃癌转移的 38%，是胃癌最易转移的部位。胃癌肺转移的发生率仅次于肝转移。胃癌脑转移是非常少见的转移，常常被忽略。胃癌输尿管转移也非常少。胃癌卵巢转移又叫库肯勃瘤，此类型预后较差。

为了及时掌握预后情况，胃癌术后需要定期进行复查，一般术后 2 年左右复发的概率最高。复查时间安排：术后 2 年内，每 3～4 个月复查 1 次；术后第 3～5 年，每半年复查 1 次；术后 5 年后，每年复查 1 次。复查的项目包括血液检测肿瘤指标，临床体检，胸部 X 线、B 超或 CT。应每年进行 1 次胃镜检查。

12. 胃癌术后患者应如何进行饮食？

胃癌术后患者胃肠道功能不全，因此正确的饮食指导尤为重要，这对患者后期胃肠道功能恢复有重要意义。

无论胃大部分切除还是全胃切除，都应主张患者以自我康复为原则。住院期间，鼓励患者尽早下床活动，促进胃肠道蠕动功能恢复。现有研究提倡应用 Orem 自理模式对胃癌术后患者进行饮食护理：术后前 5 天，鼻胃肠管行肠内营养期间实施完全补偿系统；术后第 6 天，当患者排气、肠蠕动恢复，可自己进食后，实施部分补偿系统。其具体措施如下。

术后第 1 天，患者自护能力缺陷，将营养状况的评价结果告知患者及其家属，与患者及其家属建立良好的护患关系，介绍肠内营养支持对改善患者全身营养状况、维护肠道屏障功能、促进肠功能早期恢复、增加机体的免疫功能、促进伤口愈合都是有益处的。

术后第 2 天，可给予患者半量流质，每次 50～80 mL。

术后第 3 天，如进食后无腹痛、腹胀等不适，可进少量流质，每次 100～150 mL。

术后第 4 天，可开始进半流质，如自制菜末、肉末粥等。

术后第 6 天，肠蠕动恢复后，拔出胃管及鼻肠管经口进食，实施部分补偿系统，同时耐心指导患者进食，当日可少量饮水。

术后第 10～14 天，可进软食，保持少量多餐，开始时每天 5～6 餐，而后逐步恢复正常饮食，可根据个人爱好选取适合的健康饮食。

在细节上，进食时应细嚼慢咽，减轻胃的负担，勿食辛辣、油炸食物，保证适当的食物温度。在这个过程中，应防止早、晚期倾倒综合征，坚持少食多餐，避免过甜、过咸、过浓的流质饮食。在恢复饮食的过程中，一般以高蛋白、高营养的食物为主，多食用精肉、禽类、蛋类、鱼类及豆类食物，避免刺激性食物；

少食糖果、巧克力、麦乳精和炼乳之类的食物，以免产酸；少食糯米制食物及不易咀嚼的蔬菜，以防梗阻。食物以精细、易消化为原则，定时定量，少量多餐。注意患者每天摄入蛋白质、脂肪、碳水化合物的比例，保证热量平衡。

出院后，随着患者生活范围的逐步恢复，机体所需营养也在增加。由于进食量减少，因此对食物营养要求进一步提高。建议多食用富含铁、铜、钙及动物性蛋白的易消化食物，如牛肉、鱼肉、鸡蛋、绿叶蔬菜等。饮食恢复须循序渐进，不可一蹴而就，否则将适得其反。

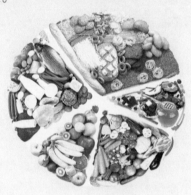

13. 胃癌术后怎样应用药膳食疗进行调养？

（1）营养小米粥。

食材：小米、生薏米、红枣、山药。

制法：生薏米比较难煮，下锅前先用凉水泡 1 小时，再与小米、山药、红枣一同煮。煮粥时，可放一点食用碱。需要注意的是，红枣易引起胀气，故不要放太多，5~6 枚即可。

作用：养胃，帮助恢复消化功能。

（2）莱菔粥。

食材：莱菔子 30 克，粳米适量。

制法：先将莱菔子炒熟，然后与粳米共煮成粥。

用法：每日 1 次，早餐服食。

作用：缓解腹胀。

（3）陈皮瘦肉粥。

食材：陈皮 9 克，乌贼鱼骨 12 克，猪瘦肉 50 克，粳米适量。

制法：用陈皮、鱼骨与米煮粥，煮熟后去陈皮和乌贼骨，加入瘦肉片再煮，食盐少许。

用法：每日 2 次，早、晚餐各 1 次。

作用：止呕，健脾顺气，缓解腹胀。

（4）藤梨根汁。

食材：藤梨根 50 克，鸡蛋 2 只。

制法：将藤梨根浓煎取汁，放火上煎沸，打入鸡蛋，煮成溏心蛋后，当点心吃并喝汤。

用法：上午及下午各服 1 次。

作用：适用于溃疡型胃癌患者。

（5）槐花粳米汤。

食材：槐花 10 克，粳米 100 克，红糖适量。

制法：以粳米煮米汤，将槐花调入米汤中，放红糖后服食。

用法：每周 2～3 次，饭前服用。

作用：缓解便血。

（6）阿胶糯米粥。

食材：阿胶 30 克，糯米 100 克，红糖少许。

制法：先将糯米做成粥，快熟时放入已捣碎的阿胶，边煮边搅匀，稍煮二三沸即可。

用法：早晨空腹食用。

作用：补血。

（7）姜汁牛奶。

食材：鲜生姜汁 5 mL，鲜牛奶 250 mL，白糖适量。

制法：将牛奶、生姜汁、白糖少许同放入锅内煮沸。

用法：每日 1～2 次，可早、晚各服 1 次。

作用：缓解呕吐。

（8）荜菝黄花鱼。

食材：黄花鱼 1 条（约 250 克），荜菝 3 克，砂仁 3 克，陈皮 3 克，胡椒 3 克。

制法：将荜菝、砂仁、陈皮、胡椒等捣碎，加水煮汁备用；黄花鱼去鳞、鳃及内脏，洗净后入油稍炸，加葱、姜、盐少许，再加入汁水炖熟，佐餐用。需要注意的是，黄花鱼的鱼鳔、鱼头内的鱼脑石均为名贵药材，可一同炖服。

用法：分 2 次服，早、晚餐各 1 次。

作用：帮助恢复消化功能。

14. 胃癌患者日常生活需要注意哪些问题？

（1）饮食方面。

胃癌患者应根据手术情况的不同，严格遵医嘱进食，原则上应选择易于消化的食物。可以选择高蛋白、高热能、低碳水化合物、少渣的食物，同时还需要注意补充各种维生素及铁、钾、钠、氯等。用餐时应少食多餐，切忌暴饮暴食。

（2）生活习惯方面。

需要纠正不良生活习惯，戒烟、戒酒，同时要保证作息规律，充分休息，保持轻松的心态、愉快的心情。

（3）生活态度方面。

应保持积极乐观的心态。胃癌患者康复后可根据身体情况积极参加户外活动及体育锻炼，身体状况允许时，也可以从事力所能及的工作，融入社会大家庭，树立坚韧的信念和乐观向上的人生态度。切忌长时间进行同一种活动，应劳逸结合。

第六篇

>>> 前列腺癌

1. 你了解前列腺和前列腺癌吗?

前列腺是一个腺体,大小如一个栗子,是男性独有的腺体。前列腺在男性体内底朝上,与膀胱相贴,尖朝下,抵泌尿生殖膈,前面贴耻骨联合,后面贴直肠,包围了尿道初段。前列腺的功能有:分泌前列腺液,维护精子的正常功能,将睾酮转变为双氢睾酮,辅助排尿和射精,稀释精液。

前列腺癌是指发生在前列腺的上皮性恶性肿瘤,是一种激素依赖性恶性肿瘤,雄激素在前列腺癌的发生、发展过程中发挥着重要的作用。和其他常见的泌尿系统恶性肿瘤不同,前列腺癌无典型的临床症状,这是因为前列腺癌多发生在前列腺的外周带,早期的前列腺癌多局限在前列腺内,未侵犯前列腺周围组织,往往无明显临床表现。(图9)

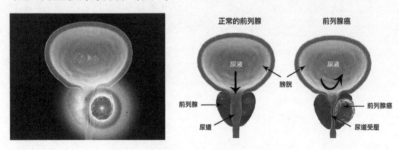

图9 正常前列腺与前列腺癌的区别

前列腺癌分为激素依赖性前列腺癌(HDPC)和激素非依赖性前列腺癌(HIPC),原发性前列腺癌几乎都是典型的HDPC,雄激素是其关键性的生长因子。可将HIPC分成原发性激素非依赖性前列腺癌(PHIPC)和继发性激素非依赖性前列腺癌(SHIPC)。HIPC是指前列腺癌细胞主要为天然的激素不敏感癌细胞,癌细胞的增殖和发展从一开始就不依赖任何内分泌激素,为雄激素非依赖性和内分泌不敏感性肿瘤，对任何内分泌治疗均无效。HDPC 是指绝大多数前列腺癌细胞由天然的激素敏感细胞构成，癌细胞开始阶段依赖雄激素或其他内分泌激素生长和增殖，为雄激素依赖性或内分泌敏感性肿瘤。

前列腺癌是全球最常见的男性第二大癌症，2012 年全球因前列腺癌死亡人数约 30 万，到 2030 年全球病例预计达到 170 万。在我国，前列腺癌的发病率居男性泌尿系统肿瘤的第一位，2012 年新增患病人数 4.7 万人，新增死亡人数 2.3 万，发病率快速增长，年增长率达到 12.07%。前列腺癌发病率有明显的地区和种族差异，欧洲联盟癌症死亡率预测表明，前列腺癌死亡率将位居第三。我国的前列腺癌发病率虽低于欧美国家，但随着人口老龄化加速，近年来也呈明显上升趋势，前列腺癌在恶性肿瘤中的排名由原来的第九位上升到第七位。我国良性前列腺增生患病率非常高，据报道，城市 60 岁以上的老年人中患病率达 43.7%，农村老年人中达 33%。

2. 你知道前列腺癌与前列腺增生的区别吗？

关于前列腺癌与前列腺增生之间的关系，医学界存在着意见分歧（图 10）。

认为前列腺增生与前列腺癌之间有关联的学者发现，前列腺增生患者的前列腺癌的发病率和死亡率均较无前列腺增生者高。另一个重要论据为，前列腺增生后其增生的组织有时会形成结节，而增生结节不断增殖，其内部的组织细胞可能会异乎寻常地生长，这就不能排除癌变的可能，因为癌症的本质就是组织细胞无限制地增长。而且有的学者还发现部分前列腺增生的外层组织中存在着微小癌症病灶。一般认为，前列腺良性增生与前列腺癌在病因学方面有相同的部分，例如两者在发病年龄分布上大致相似，均多发于老年男性；在病理上还可观察到前列腺癌多伴有腺体增生现象和以腺体为主的混合型增生，提示二者可能存在某种关联。

认为前列腺增生与前列腺癌无关的学者并未发现前列腺增生患者的前列腺癌的发病率和死亡率与非前列腺增生者有什么不同。而且其他一些资料表明，前列腺增生与前列腺癌在前列腺内发生的部位不同。前列腺良性增生主要发生在前列腺内区，前列腺癌主要发生在前列腺外区。内区增生结节中异型增生变化很少，未查见癌变迹象，而外区萎缩的病变中却易看到异型增生现象。前列腺的内区与外区无论从胚胎发生、解剖部位，还是生理、病理上均不相同，因此很难找到这两种疾病之间的因果关系。

关于前列腺癌与前列腺增生之间的关系众说纷纭。近年来我国学者做了大量的研究工作，报道北京、上海等城市前列腺增生和前列腺癌的发病率随着年龄的增长而上升。由于人口老龄化、生活环境和膳食结构的改变，前列腺癌和前列腺增生将是危害男性健康和寿命的重要危险因素。因此，弄清中国人群良性前列腺增生高发，而前列腺癌低发的原因，有助于采取有针对性的预防措施，控制前列腺癌的增长趋势。

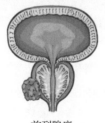
前列腺癌

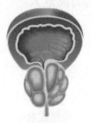
前列腺增生

图 10　前列腺癌与前列腺增生的区别

3. 你知道前列腺癌的危险因素有哪些吗?

前列腺癌的危险因素有很多,包括年龄、直系亲属中有前列腺癌患者、高脂饮食、特殊职业、感染、吸烟等。在我国,随着年龄结构趋于老龄化,人们饮食结构、生活方式的改变,可以预见前列腺癌发病率将在未来很长一段时间内保持上升的趋势。然而,我国人群中前列腺癌的高发年龄、人群分布等危险因素的特点尚没有流行病学资料支持,综合国外开展多年的回顾性研究和前瞻性研究,前列腺癌较明确的危险因素主要有以下几种。

① 年龄、家族遗传因素;

② 职业性毒物接触;

③ 吸烟(特别是大量吸烟:大于20支/天)与饮酒;

④ 饮食(膳食结构中特别是动物脂肪和一些维生素的摄入量);

⑤ 前列腺疾病和输精管结扎等;

⑥ 性激素水平,过早进行性活动、性行为频繁及婚前较多性伴侣。

4. 前列腺癌的高危人群/重点监测人群有哪些?

家族史是前列腺癌的危险因素,一级直系亲属患有前列腺癌的男性发病危险是普通人的2倍,当患病亲属个数增加或亲属患病年龄降低时,个体的发病危险也随之增加。病因学研究提示,前列腺癌和生活方式相关,特别与富含脂肪、肉类和奶类的饮食相关。美国出生的亚裔人群前列腺癌的发病危险与其在美国居住的时间和饱和脂肪酸的摄入量密切相关。国内的一项病例对照研究也证实，前列腺癌患者的脂肪摄入量和脂肪热能占总热能比明显高于对照者。

5. 如何预防前列腺癌？

（1）合理饮食。

前列腺癌的发生与膳食结构及食用频率有密切关系。医学研究表明，高脂饮食是前列腺癌较公认的危险因素。饮用水含钙较高的地区，前列腺癌发病率也较高。大豆中的异类酮，谷类中的木脂类，绿茶中的黄酮醇及茶胺均含抑癌作用的植物雌激素。蔬菜、水果中富含的维生素 C、维生素 D、维生素 E 等为保护因子。番茄红素有防癌、抗癌作用，对前列腺癌晚期作用尤为显著。

预防前列腺癌要从医食同源的角度出发，加强对饮食习惯的干预。从日常饮食入手，减少红色肉类、蛋类、高脂奶制品等的摄入，增加豆制品和蔬菜的摄入，尤其对高危人群，应改变欧美饮食倾向，保持中国传统饮食习惯。注意饮食搭配，多食用豆类等植物蛋白满足机体蛋白质的需要，选用天然食品补充维生素。应强化人们的防病意识，指导、督促高危人群选择有益于健康的食品，帮助人们养成良好的饮食习惯，从而降低前列腺癌的发病风险。

（2）加强性教育。

有学者认为，传统婚姻观中严谨的性关系可能是我国前列腺癌发病率低的原因。研究表明，前列腺癌的危险性增加与性传播疾病有关，尤其是淋病，虽然未能明确其发病机制，但一般认为与性激素调节失衡有关。因此，应树立健康向上的性道德观，节制性生活，且有稳定的性伴侣，保障婚姻美满。医护人员应积极宣传、引导，以严肃、科学的态度开展性教育工作，从而提高人们对性的正确认识能力，懂得性卫生，保持正常健康的性生活，预防前列腺癌的发生。

（3）戒烟。

吸烟是前列腺癌的另一重要危险因素。医护人员应首先树立不吸烟的榜样，劝告戒烟，减少吸烟对人体的危害。

（4）保护环境。

在经济发达地区，工农业严重污染区域，前列腺癌高发；而民风淳朴，自然生态环境良好地区，前列腺癌低发。应唤醒公众环保意识，减少环境污染，净化生活空间，共同保护好我们生存的环境。

（5）调节生活节律，延缓衰老。

医护人员应指导人们选择健康而又活跃的生活方式，合理饮食，适度运动，戒烟、限盐，保持心理平衡，增强体质，保持内分泌稳定，延缓衰老，从而降低前列腺癌的发病概率，减缓前列腺癌的发病速度，提高生活质量。

（6）定期体检。

40岁以上的男性应定期抽血测量前列腺特异性抗原（PSA），以早期发现前列腺癌。我国前列腺癌特点是潜伏期长（20～30年）、起病隐蔽且不易与前列腺增生等疾病相鉴别，临床确诊时多数已有远处转移。早期发现前列腺癌尤为重要，抓住时机以便早诊断、早治疗。当疾病局限在前列腺内时，完全治愈的概率极高。

6. 前列腺癌有哪些早期症状？应如何筛查？

前列腺癌的早期症状不典型，无法通过早期临床表现发现，当出现某些临床症状时，往往已经到了晚期。提高前列腺癌治疗效果的关键是早诊断、早治疗，因此，前列腺癌筛查尤为重要。目前常用的筛查方法有直肠指诊（DRE）、PSA 检查、经直肠超声（TRUS）检查、前列腺 MRI 检查、TRUS 引导下经直肠前列腺穿刺活检等，其中，直肠指诊、PSA 检查是最常用和最基础的筛查方法。

7. 前列腺癌筛查的适用人群有哪些？

在欧美国家，由于前列腺癌的发病率较高，因此前列腺癌筛查的方案也比较积极。美国泌尿外科学会和美国临床肿瘤学会建议，50 岁以上男性每年应接受例行直肠指诊、PSA 检查，有前列腺癌家族史的男性应该从 45 岁开始。我国制定的《前列腺癌诊疗指南》也提出了以上建议。

8. 前列腺癌治愈、复发、转移的标准有哪些？

① 根治性前列腺切除术 6 周后不能检测到 PSA，放疗 3～5 年之内 PSA 水平最低值达到 0.5 ng/mL 者的预后较好，多提示临床治愈。

② 在根治性前列腺切除术后，连续两次血清 PSA 水平超过 0.2 ng/mL，提示前列腺癌生化复发；PSA 较慢升高，很可能是前列腺癌局部复发；放疗后 PSA 水平升高超过 2 ng/mL 时，被认为有前列腺癌生化复发。

③ 血清 PSA 值快速升高（提示可能存在远处转移），通过影像学检查（MRI，PET/CT）可以进一步明确复发灶和转移灶。

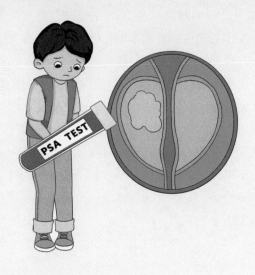

9. 你知道前列腺癌的预后如何吗?

一般而言,接受治疗的临床局限性前列腺癌患者的 10 年无病生存率达 70% 以上。进展性和转移性前列腺癌能治愈的概率是非常渺茫的,但患者仍能通过各种治疗手段(内分泌治疗、化疗、放疗、同位素治疗等)减慢肿瘤细胞的生长、减轻肿瘤引起的症状以及延长患者的寿命。

10. 如何更好地维护前列腺健康?

正确识别前列腺癌危险因素,包括年龄、直系亲属中有前列腺癌患者、高脂饮食、特殊职业、前列腺增生、感染、吸烟等,并积极预防、减少危险因素。前列腺癌早期诊断指标的异常对前列腺癌发生具有预测价值,但不能作为是否立即采取治疗手段以及采取何种治疗手段的衡量指标。建议年龄 > 50 岁的男性定期进行 PSA 检查，预期寿命不足 10 年的老年男性可不行前列腺癌早期筛查。由于目前前列腺癌早期诊断指标可能存在的风险和不确定因素，在选择是否进行定期检查以及选择何种检查指标等问题上应当由医患双方共同决定。但是目前医患双方的信息对称程度在具体实施过程中存在着许多困难，受到文化水平、经济状况等多方面的影响，需要基层医疗机构给予科学的医疗知识服务，以提高患者的依从性。其次，积极寻找和发现新的前列腺癌诊断指标，有助于提高前列腺癌的早期诊断率。理想的肿瘤相关检测指标应是特异性强、灵敏度高、其表达量或血中水平与肿瘤进展程度或肿瘤大小呈正相关。

第七篇

>>> 甲状腺癌

1. 什么是甲状腺癌？

甲状腺癌是起源于甲状腺滤泡上皮（图11）的肿瘤，是内分泌系统最常见的恶性肿瘤，任何年龄均可发病，但以30～50岁者居多，女性多于男性。甲状腺滤泡上皮源性的恶性肿瘤根据组织学特征分为分化型甲状腺癌和未分化型甲状腺癌（图12）。分化型甲状腺癌包括甲状腺乳头状癌和甲状腺滤泡状癌，占全部甲状腺癌的90%以上。分化型甲状腺癌患者预后较好；未分化型甲状腺癌侵袭性强，治疗反应及预后极差。

世界卫生组织近期数据显示，2020年全球新发甲状腺癌病例58.6万例，其中女性44.9万例。我国甲状腺癌发病人数同样增长迅速，2003年至2012年平均每年增长20.43%。国家癌症中心数据显示，甲状腺癌发病位列所有恶性肿瘤第七位，居女性肿瘤第四位。欧美发达国家甲状腺癌的5年生存率为98.6%，我国年龄标准化5年相对生存率为84.3%。

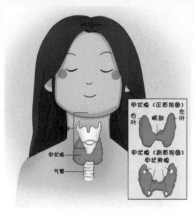

图11　甲状腺在人体的位置、形态

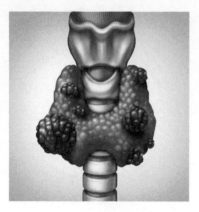

图12　甲状腺癌

2. 什么是甲状腺结节?

　　甲状腺结节是指在甲状腺内
由甲状腺细胞的异常、局灶性生长引起的离散病变,影像学定义
是指在甲状腺内能被影像学检查发现的与周围甲状腺组织区分开
的占位性病变。一些可触及的结节可能与影像学的检查不对应,
应以影像学检查为准。

　　甲状腺结节极为常见,女性和男性可分别触及 6% 和 2% 的
病变,人群中高分辨率超声对甲状腺结节检出率高达 50%。大
部分甲状腺结节为良性腺瘤样结节或囊肿,但有 5%~10% 的甲
状腺结节为恶性肿瘤。少数甲状腺结节可以导致甲状腺功能亢
进,或引起局部压迫症状及影响外观。

　　我国一项有关甲状腺疾病、碘营养和糖尿病的全国流行病学
调查项目调查了 31 个省、自治区、直辖市的 78 470 名 18 岁以上
的成人,结果显示甲状腺结节的患病率是 20.43%(结节直径 >
0.5 cm),甲状腺结节的患病率随着年龄和身体质量指数的增加
而增加。

3. 如何区分甲状腺癌与"大脖子病"?

　　甲状腺是人体重要的内分泌器官,位于颈部甲状软骨下方,
气管两旁,形似蝴蝶。甲状腺能够分泌甲状腺素,具有调节新陈
代谢、促进生长发育等多种功能。一般情况下,由于甲状腺体积
小,所以在颈部外观不易看到与摸到;如果颈部甲状腺明显突出,
则可能提示甲状腺肿,也就是人们俗称的"大脖子病"(图 13)。

　　甲状腺肿大,是不同原因导致的甲状腺体积的增大,可由碘

缺乏所致，且青年女性多见，多发生于缺碘地区；遗传缺陷或基因突变可引起甲状腺激素合成障碍，也会导致甲状腺肿的发生。临床表现为脖子粗大、吞咽困难、呼吸困难等。

甲状腺肿大分级如下。

① Ⅰ级：肉眼看不到甲状腺肿大，但能触摸到。

② Ⅱ级：甲状腺肿大明显，但没有超过胸锁乳突肌外缘。

③ Ⅲ级：甲状腺肿大明显，且超过胸锁乳突肌外缘。

甲状腺癌是最常见的甲状腺恶性肿瘤。碘缺乏是甲状腺癌的病因之一。碘缺乏导致甲状腺激素合成减少，促甲状腺激素水平增高，刺激甲状腺滤泡增生肥大，发生甲状腺肿大，出现甲状腺激素过量，使甲状腺癌发病率增加。

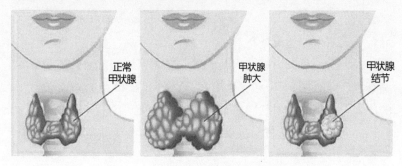

正常甲状腺　　　　甲状腺肿大　　　　甲状腺结节

图 13　正常甲状腺及病变甲状腺的形态

4. 甲状腺癌的危险因素有哪些?

（1）辐射暴露。

目前，儿童及青少年时期电离辐射接触史以及放射性尘埃接触史是唯一被确认的甲状腺癌的致病危险因素。口腔 X 光检查及 CT 检查是最常见的医源性辐射，虽然其辐射剂量较低，但多次 CT 检查可使甲状腺的累积辐射剂量增加。手机辐射及紫外线辐射也与甲状腺癌的发病有关。

（2）代谢综合征。

代谢综合征是一组错综复杂的代谢紊乱症候群，由多种代谢成分异常所致，主要包括肥胖、高血压、高血脂（低密度脂蛋白胆固醇或甘油三酯偏高）、糖尿病等代谢性疾病。近年来，越来越多的研究发现，代谢综合征与多种肿瘤如乳腺癌、结直肠癌、胰腺癌及甲状腺癌的发病密切相关。

（3）微量元素。

虽然微量元素在人体内的含量极少，但其对维持机体内环境的平衡极为重要。甲状腺结节的发病与碘的摄入量呈"U"字形关系，碘过高和过低均可增加甲状腺肿瘤的发病风险。此外，长期暴露于铅、汞、锰也会增加患甲状腺癌的风险。

（4）饮食习惯。

某些维生素缺乏以及不良饮食习惯可增加患甲状腺癌的风险。多摄入新鲜蔬菜和水果（如柿子、橘子等）可降低患甲状腺良性和恶性肿瘤的风险。

（5）雌激素。

女性患甲状腺癌的概率比男性高3倍，雌激素在其中扮演了重要角色。长期暴露于雌激素可增加患甲状腺癌的风险。

（6）遗传因素。

甲状腺癌家族史、多发性内分泌腺瘤病2型家族史、家族性多发性息肉病史、某些甲状腺癌综合征家族史是甲状腺癌的发病危险因素。

（7）环境因素。

长期暴露于有机污染物以及农业用的农药、杀虫剂、除草剂等可明显增加患甲状腺癌的风险。环境中的有机污染物如多环芳烃类物质、黄曲霉毒素、塑料、洗涤剂、食品添加剂等可通过空气、水、食物以及皮肤接触等进入人体，产生致畸、致突变、致癌作用。

5. 甲状腺癌的重点监测人群有哪些?

不推荐对普通人群常规行甲状腺癌筛查，如有下列情况的任意一种即为甲状腺癌高危人群，推荐进行甲状腺癌筛查。

① 甲状腺结节直径 >1 cm，且结节生长迅速。

② 甲状腺结节直径 >1 cm，伴持续性声音嘶哑、发声困难、吞咽困难或呼吸困难，并可排除声带病变（炎症、息肉等）。

③ 甲状腺结节直径 >1 cm，同时颈部淋巴结肿大。

④ 头颈部有放射线照射史或放射线尘埃接触史。

⑤ 降钙素高于正常范围。

⑥ 有分化型甲状腺癌、甲状腺髓样癌或多发性内分泌腺瘤病 2 型、家族性多发性息肉病及某些甲状腺癌综合征的既往史或家族史。

⑦ *RET* 基因突变。

6. 怎样预防甲状腺癌?

（1）防辐射。

儿童及青少年应尽量避免接触电离辐射和放射性尘埃，如非必要尽量不行或少行 CT 和 X 线检查。对特殊从业者（如放射科医生、放射性核素接触者）需要进行防辐射宣教，指导其正确使用防辐射装置如铅帽、眼镜、护颈、防护服等，以有效减少辐射剂量。减少手机的使用时间，减少紫外线暴露的时间和频率，可降低甲状腺癌的发病风险。临床发现，部分鼻咽癌、乳腺癌、恶性淋巴瘤患者在行放射线治疗数年后会出现甲状腺癌，故对上述患者，在放射治疗过程中应尽量优化放射野、保护甲状腺。

（2）控制体重、血压、血糖和血脂

控制体重是最经济可行的降低癌症发病率的方法，将体重控制在正常范围可明显降低患甲状腺癌的概率。积极控制血压、血糖、血脂，将血压、血糖和血脂维持在正常或接近正常的范围，对预防甲状腺癌的发生有积极作用。

（3）合理运动和健康饮食。

合理运动和健康饮食既可以减轻体重，又可以提高机体的抵抗力，从而减少各种慢性病如高血压、糖尿病、高血脂和恶性肿瘤的发病率。橄榄果实、柿子、橘子对降低甲状腺癌发病风险有一定作用，十字花科蔬菜（如椰菜、青花菜等）可抑制雌激素对甲状腺肿瘤细胞增殖和转移的促进作用，故多食用此类蔬菜可预防甲状腺癌的发生。

（4）对高危人群加强监测。

有颈部放射性暴露史者须加强监测，肥胖、糖尿病、高血压、高血脂、甲状腺炎、甲状腺功能紊乱患者以及有甲状腺癌家族史、多发性内分泌腺瘤病 2 型家族史、家族性多发性息肉病史、某些甲状腺癌综合征家族史的人群也需要加强监测，定期行甲状腺 B 超检查，必要时行基因检测，做到早发现、早诊断、早治疗。

7. 甲状腺癌有哪些早期临床症状？应如何筛查？

甲状腺癌在临床上最常表现为甲状腺结节，多数患者无明显临床症状，仅在体检或颈部超声、CT、MRI、PET-CT 检查中无意发现。少数情况下，甲状腺癌以颈部淋巴结病理性肿大或远处转移癌为首发表现。气管受压时会出现咳嗽、气促，喉返神经受累时会出现构音障碍，食管受压时会有吞咽困难或疼痛。有远处转移者可出现相应器官受累表现。

目前没有用于甲状腺癌早期检测或常规筛查的标准手段；超声是颈部淋巴结的主要检查手段，所有甲状腺恶性肿瘤患者或可疑恶性肿瘤患者均应行颈部淋巴结超声检查。

建议甲状腺癌高危人群每年做 1 次颈部（包括甲状腺、颈部、锁骨上）超声检查；一般人群在 20～24 岁期间，每 2～3 年做 1 次颈部体检，25 岁及以后每年 1 次。25 岁后还应每年做 1 次颈部超声检查。

8. 如何诊断甲状腺癌？

（1）临床表现。

大多数甲状腺癌患者无明显临床症状。部分患者由于结节或颈部淋巴结肿大，压迫周围组织，出现声音嘶哑、有压迫感、呼吸或吞咽困难等表现。

（2）影像学诊断。

怀疑甲状腺癌者均应行颈部超声检查。甲状腺癌超声征象包括：实性低回声或极低回声；结节边缘不规则；微小钙化；垂直位生长；腺外浸润；伴颈淋巴结超声异常征象。

CT、MRI 可辅助评估甲状腺癌的原发病灶、颈淋巴结的病变范围及与周围重要器官的关系。

（3）实验室诊断。

可行甲状腺功能、甲状腺球蛋白、甲状腺抗体及血清降钙素等检测，怀疑甲状腺髓样癌者可同时检测癌胚抗原。

（4）穿刺。

超声引导下甲状腺结节细针穿刺细胞学检查（FNAB）是术前评估甲状腺结节良、恶性的最佳方法，其敏感度和特异度均很高。FNAB 洗脱液中甲状腺球蛋白及降钙素水平检测可辅助诊断分化型甲状腺癌、转移淋巴结及甲状腺髓样癌。

（5）分子检测。

经 FNAB 仍不能确定甲状腺结节的良、恶性者，可检测分子标记物 *BRAF* 突变、*RAS* 突变、*RET/PTC* 重排、*PAX8/PPAPγ* 基因重排及进行基因联合检测等，能提高确诊率。

（6）人工智能。

基于大量超声图像训练的人工智能模型可以辅助甲状腺癌的诊断。

甲状腺癌术前诊断最准确的手段是超声引导行 FNAB，有条件时可将穿刺获取的细胞作分子生物学分析（基因检测或基因表达相关性分析）以协助明确诊断。颈部超声检查有助于评估颈淋巴结转移情况。CT、MRI、PET-CT 检查对于诊断甲状腺癌的意义不大，但对体积大、生长迅速或具侵袭性的肿瘤可以评估甲状腺外组织器官受累情况，甲状腺球蛋白测定对于术前甲状腺癌诊断意义不大，但可用于甲状腺全切除术后监测肿瘤复发或转移。

9. 如何治疗甲状腺癌?

甲状腺癌的治疗主要包括手术治疗、放射性碘治疗、促甲状腺激素抑制治疗和新型靶向药物治疗。

（1）手术治疗。

手术治疗是甲状腺癌的首选治疗方式，除了清除原发病灶，手术后标本还可以进行准确的病理诊断和分期，评估淋巴结扩散范围并清扫受累的淋巴结。甲状腺全切除术或甲状腺次全切除术及选择性中央区淋巴结清扫术通常是首选的术式，最常见的手术并发症包括甲状旁腺功能减退和喉返神经损伤，老年患者发生心肺疾病及感染并发症的风险也较高。

（2）放射性碘治疗（^{131}I 治疗）。

即使是甲状腺全切除术，仍可能会残留部分甲状腺组织，尤其是甲状腺床和甲状旁腺周围。因此，^{131}I 治疗是清除剩余甲状腺组织和残留肿瘤细胞的必要手段。

体外放疗可用于治疗特定的转移病灶，如椎体转移灶引起的骨痛或神经损伤。

（3）促甲状腺激素抑制治疗。

甲状腺癌术后应用左甲状腺素（L-T4）长期进行促甲状腺激素抑制治疗能带来明显的临床获益。促甲状腺激素抑制治疗可以满足机体对甲状腺激素的生理需求，同时，甲状腺癌细胞表面表达促甲状腺激素受体，对促甲状腺激素刺激有反应，使用超生理剂量 L-T$_4$ 抑制血清促甲状腺激素水平可以减少肿瘤复发风险。最佳的促甲状腺激素抑制水平需要个体化，宜结合患者的甲状腺癌复发风险和甲状腺激素治疗风险综合考虑制订个体化的促甲状腺激素抑制目标。促甲状腺激素抑制治疗较合理的目标是在患者不出现诸如心房颤动、骨量减少、焦虑等甲状腺毒症表现的情况下，尽可能抑制促甲状腺激素水平。一般来说，对甲状腺癌复发风险为高危者，血清促甲状腺激素宜尽量维持在 <0.1 mU/L；复发风险为中低危者，血清促甲状腺激素水平宜控制在 0.1～0.5 mU/L。L-T_4 的初始剂量为 1.6～2.0 μg/kg，逐步调整到目标剂量。

（4）新型靶向药物治疗。

临床研究已显示，针对甲状腺癌发病信号通路的靶向药物，如多靶点酪氨酸激酶抑制剂索拉非尼和凡德他尼，对有远处转移的晚期甲状腺癌患者有良好的应用前景。但这些靶向药物具有一定副作用，且需要维持性用药。

10. 甲状腺癌的预后如何？

大多数甲状腺癌预后较好，生存期长；但部分恶性结节侵袭程度较高，预后效果相对较差。

大多数甲状腺癌患者的复发和转移发生在术后 5～10 年内，出现复发或远处转移者预后较差，因此主张对甲状腺癌患者进行终身随访。长期监测包括对患者进行阶段性的临床评估、颈部超声、血清甲状腺球蛋白水平监测、放射性碘全身显像（^{131}I-WBS）以及 CT、MRI 和 PET-CT 等检查。

所有患者应每年进行至少 1 次颈部超声和甲状腺球蛋白水平测定（促甲状腺激素抑制状态下）。复发高危者每年至少检测 2 次。

年龄越大、机体功能衰退情况越严重者，为预后不良高危人群；肿瘤大小和临床分期具有相关性，肿瘤直径越大，临床分期越高，癌细胞浸润、侵袭程度越大，临床治疗难度越高；多发病灶患者，手术清扫范围较大，会增加机体损伤，并易遗漏微小病灶，降低治疗效果，影响预后。

第八篇

>>> 肝　癌

1. 你了解肝脏吗?

肝脏是人体重要的消化器官,也是最大的消化腺,它可以分泌胆汁并将其储藏于胆囊中,进食时胆囊收缩将胆汁排泄到小肠中帮助食物的消化,如果胆管堵塞将会导致胆汁淤积出现黄疸。肝脏还有解毒功能,我们平时接触的大部分有毒物质,要经过肝脏的解毒才能变成无毒或低毒物质排出体外。肝脏参与多个机体代谢,被称为人体的"代谢工厂",我们平时摄入的糖、蛋白质、脂肪、维生素、矿物质等都需要经过肝脏代谢。另外,肝脏还有免疫防御、造血等重要的功能。

肝脏位于右上腹,隐藏在右侧膈下和肋骨深面,大部分被肋骨所覆盖,仅有小部分露出于剑突之下,成年人如果明显超过上述界限,则提示有不同程度的肝肿大。肝脏分为左右两部,即左叶和右叶(不是左右两个肝脏),左叶小而薄,右叶大而厚。肝脏血液丰富,活体呈棕红色,质地柔软而脆弱,正常成年人肝细胞更新缓慢,平均生命周期为 200～300 天,健康肝脏在部分切除后表现出强大的再生能力,但在药物损害和慢性肝炎情况下却难以再生。

2. 我们常说的肝功能和肝功能异常是指什么?

肝功能指的是反映肝脏功能的一些生化指标,医疗上常以血清酶检测指标表示,这些指标有谷丙转氨酶(ALT)、谷草转氨酶(AST)、碱性磷酸酶(ALP)、γ-谷氨酰转肽酶(GGT)等。肝功能异常指 ALT、AST 明显增高,也可见总胆红素、直接胆红素增高。对于胆汁淤积的患者,常见总胆汁酸和 ALP 增高。对于重症肝炎、肝衰竭患者，有凝血酶原时间延长、凝血酶原活动度下降和血清白蛋白浓度下降等指标异常。饮酒、劳累、使用药物、情绪波动大、环境污染等都会对肝功能产生影响。

3. 你知道什么是肝癌吗?

我们通常说的肝癌是指原发性肝癌，原发性肝癌指起源于肝细胞或肝内胆管上皮细胞的恶性肿瘤，包括肝细胞癌、肝内胆管癌和两者兼有的混合型癌变。这三种肝癌分类中，肝细胞癌约占90%。肝癌多见于中年男性，男女比例约3∶1。肝癌是我国常见的恶性肿瘤之一，我国每年新增肝癌患者约占全球的50%。

4. 肝癌的诱发因素有哪些?

乙型肝炎病毒（HBV）和丙型肝炎病毒（HCV）这两种常见的肝炎病毒感染都容易导致肝癌，我国以HBV感染为主，西方国家以HCV感染为主。HBV和HCV的致病机制不同：HBV引发的肝癌主要是由于HBV和肝脏细胞的遗传序列在遭到破坏和重新整合的过程中，使体内的癌基因激活，形成肝癌；HCV引发的肝癌主要是HCV逃避人体免疫系统的识别而持续地感染肝细胞，造成肝脏的长期炎症，使肝细胞发生反复的坏死与再生，破坏了肝脏的代谢平衡，最终导致肝癌的发生。

黄曲霉毒素也是诱发肝癌的原因之一。流行病学研究发现，受黄曲霉毒素污染严重的地区，肝癌的发病率也高，黄曲霉毒素的代谢产物之———黄曲霉毒素B_1能够影响基因表达而引起肝癌的发生。生活中黄曲霉毒素主要来源于霉变的食物。

病毒性肝炎、酒精性肝病和非酒精性脂肪肝都会导致肝纤维化、肝硬化，是肝癌发生的重要危险因素。另外还有血吸虫感染，长期饮用被污染的饮用水和藻类异常繁殖的沟河水，长期接触尼古丁、氯乙烯、亚硝胺类、苯酚和农药等化学制剂，都会导致肝癌的发生。

5. 癌变的肝脏是什么样的？

最常见的变化是"大块状"，约占肝癌的70%，呈现出单个或多个融合的"块"，直径多为5~10 cm，有的甚至出现直径大于10 cm的"巨块"，它们质地坚硬有包膜，还会不断膨胀生长。肝癌患者有时候会感觉肝脏部位阵阵闷痛、胀痛，这是肿瘤膨胀生长拉扯包膜引起的，位于肝脏包膜附近的肿瘤很容易破裂，导致腹腔内出血和癌细胞扩散。

除了"大块"，我们还常见到大小、数目不等的癌结节，直径一般小于5 cm，与周围肝脏细胞的分界不是很清楚，常常伴随着肝硬化。还有比较少见的弥漫型，表现为肿瘤细胞弥漫地分散在整个肝脏，不好和肝硬化区分，此型患者常死于肝衰竭。

6. 肝癌有哪些常见的临床表现？

肝脏在我们机体代谢中任劳任怨，耐受性极强，由于肝脏的这些生理特点，肝癌起病很隐匿，早期难以出现典型症状，等临床症状明显的时候就医，往往病情已经发展到了中、晚期。中、晚期肝癌的临床表现如下。

① 肝区疼痛是肝癌最常见的症状，多呈现出右上腹持续性胀痛，有时右肩和后背部也疼痛。肝脏表面的癌结节破裂时会出现剧烈疼痛，并从肝区辐射到整个腹部。

②肝脏变大也是肝癌的常见症状，而且是越来越大，质地坚硬，表面凹凸不平、有结节，还有压痛，表现为上腹局部隆起和上腹饱满。

③肝癌晚期还会出现黄疸，多数是由于肝癌压迫或癌细胞侵犯胆管导致胆管堵塞，胆汁淤积在肝脏内。

④肝硬化基础上发展的肝癌，在各种致病因素的影响下，通常历经慢性炎症、脂肪样变性、肝细胞减少、肝细胞纤维化、肝内外血管增生到最后的肝硬化阶段。这时候会出现大量腹水，而且难治疗，还会引起胃底静脉曲张，导致胃大量出血，危及生命。

肝癌的临床症状不只上面提到的几个典型的症状，它对身体的影响往往是全身性的，如进行性消瘦、发热、食欲下降、乏力、营养不良和恶病质等。

7. 肝癌会转移吗?

癌细胞会随着肝内血管在肝内播散转移，同样还会随着血流转移到肺、脑、肾脏、骨骼等。癌细胞还会伴随着淋巴结走向，转移到脾脏、胰腺等。女性还会转移到卵巢。

8. 肝癌有哪些并发症?

肝癌晚期最严重的并发症是肝性脑病。肝性脑病是指在肝硬化基础上引起的肝功能不全、代谢紊乱、高级中枢神经功能失调、运动和反射异常，约50%的肝硬化患者有脑水肿。

上消化道出血约占肝癌死亡原因的15%，主要由于胃底静脉曲张破裂导致大量出血，或者是肝功能异常引起的凝血障碍导致身体广泛出血，大量出血又会导致肝性脑病。约 10% 的肝癌患者会发生肝癌结节破裂出血，并出现疼痛，如包膜下出血有压痛感觉，破入腹腔会引起急性腹痛和血性腹腔积液，大量出血可导致休克甚至死亡。

肝癌患者因长期身体疾病消耗或化疗、放疗等，导致免疫力严重下降，容易患肺炎、腹膜炎、肠道感染和真菌感染等。

9. 你知道肝癌有哪些早期症状吗？

肝癌早期症状不明显，特异性弱，但可以通过特有的肝癌标志物行早期筛查，最常见的是甲胎蛋白（AFP），它是诊断肝癌的特异性标志物，广泛用于肝癌的普查、诊断、判断治疗效果、监测复发。除了甲胎蛋白还有血清岩藻糖苷酶、γ-谷氨酰转肽酶同工酶、异常凝血酶原等。

目前肝癌筛查的首选方法是超声，此法方便易行、价格便宜、无创伤，能检出直径小于 1 cm 的病变。增强 CT 和磁共振成像技术可以更客观、更敏感地发现肝癌，当上述技术难以确诊的时候，可以采用数字减影血管造影（DSA）。另外，肝脏穿刺活体检查也是一个确诊肝癌的可靠方法。通常肝癌还需要与继发性肝癌、肝硬化、肝脓肿、肝包虫病、肝血管瘤、肝腺瘤、肝局部结节性增生等疾病鉴别诊断。

虽然早期肝癌无症状或症状不典型，但出现肝区疼痛、腹胀、食欲下降、乏力、体重减轻等表现时要充分重视，这是中、晚期肝癌释放的警示信号，要尽快到医疗机构就诊并做进一步检查。对高危人群，如各种原因所致的慢性肝炎、肝硬化患者，35岁以上的 HBV 或 HCV 感染者，有血吸虫感染史者，长期食用霉变食物、腌制食品者，长期饮用沟塘水者，吸烟、过量饮酒者，长期精神压抑者，直系亲属有肝癌病史者，建议每6~12个月进行1次甲胎蛋白检测和超声检查，有助于肝癌的早期诊断。另外，对于一般人群的肝癌预防，要健康饮食、规律作息、接种肝炎疫苗、戒烟限酒、定期参加健康体检。

10. 乙肝患者会进展成为肝癌患者吗？

乙肝是我国最常见的病毒性肝炎。病毒性肝炎是指由嗜肝病毒所引起的肝脏感染性疾病，病理学上以急性肝细胞坏死、变性和炎症反应为特点。乙型肝炎病毒为分子量较小的 DNA 病毒，可以通过血液（如不安全注射等）、母婴及性接触等途径传播。

说起乙肝，不得不说我们经常听到的"大三阳"和"小三阳"，它们是慢性乙肝患者或乙肝病毒携带者体内乙肝病毒的免疫学指标，机体感染乙肝病毒后，会产生一系列的抗原、抗体，这些生物学指标可以通过实验室检测出来。"小三阳"是指乙肝表面抗原（HBsAg）、乙肝 e 抗体（HBeAb）、乙肝核心抗体（抗HBC）三项阳性，"小三阳"患者的乙肝病毒可能是阳性也可能是阴性；"大三阳"是指乙肝表面抗原（HBsAg）、乙肝 e 抗原（HBeAg）、乙肝核心抗体（抗 HBC）三项阳性。"大三阳"往往提示体内乙肝病毒复制比较活跃。

HBV 感染人体后可造成急性肝炎、慢性肝炎和无症状携带者，少数可发生重症肝炎、肝衰竭。急性期主要表现为乏力、厌食、尿色加深、肝区疼痛等，约有 10% 转化为慢性。全球超过 2亿人为慢性乙肝感染者，慢性肝炎大多为非特异性症状，如乏力、腹胀、右上腹隐痛、学习或工作精力减退等。慢性肝炎如持续进展，可发展为肝硬化，我国肝硬化的年发生率为 2% ~10%，肝硬化患者每年有 3% ~6% 会发生癌变，成为肝癌患者。

11. 脂肪肝会进展成为肝癌吗？

脂肪肝是指脂肪性肝病，是以肝细胞脂肪过度贮积和脂肪变性为特征的临床综合征。肥胖、饮酒是脂肪肝的两大主要危险因素，另外糖尿病、营养不良、部分药物、妊娠以及感染等也是脂肪肝发生的危险因素。通常生活中根据是否过量饮酒将脂肪肝分为非酒精性脂肪肝和酒精性脂肪肝。非酒精性脂肪肝的病因很多，高能量饮食、高糖饮料、久坐少动等生活方式，肥胖、2型糖尿病、高脂血症、代谢综合征等单独或共同成为非酒精性脂肪肝的发病因素。

脂肪肝主要以肝细胞脂肪变性为特征，早期一般是单纯性脂肪肝，严重的会出现脂肪变性，甚至可进展为病变程度更为严重的脂肪性肝纤维化、肝硬化甚至肝癌。最准确的检测是肝脏穿刺活检，也可以通过无创伤性检查帮助诊断。脂肪肝也需要获得一定的重视，要控制体重、改变不良的饮食习惯、增加体育锻炼，争取在早期使脂肪肝往健康的方向逆转。

12. 肝癌常见的治疗方式有哪些？

肝癌的治疗方式有手术、化疗和放疗等。肝癌对化疗和放疗不敏感，最常见的治疗方式有手术切除、肝移植、血管介入、射频消融术等。手术切除是目前治疗肝癌最有效的方式之一，虽然目前的手术技术可以切除一些大肝癌，但术后残留肝的功能是否可维持患者的生命需求，则是决定手术成败的关键。

13. 肝癌患者在日常生活中及术后的健康教育建议有哪些?

① 多注意休息。不宜进行重体力活动及高强度体育锻炼。代偿期患者可从事轻体力劳动；失代偿期患者应多卧床休息，同时要保持情绪稳定，减轻过多的心理负担。

② 禁酒。肝癌患者要严格禁酒，同时要避免不必要且疗效不明确的药物，如各种解热镇痛的复方感冒药、不正规的中药偏方及保健品，要减轻肝脏代谢的负担，避免这些药物的肝毒性损伤。失眠患者应在医生指导下慎重使用镇静、催眠类药物。

③ 对已经有食管胃底静脉曲张的患者，进食不能过快、过多，食物不能过于辛辣和粗糙，在进食带骨、鱼刺等的肉类食物时，应注意不要吞下骨和鱼刺。

④ 饮食应以易消化、产气少的食物为主。少吃蛋白质和脂肪，多吃蔬菜和水果，调味不宜过于辛辣，保持大便通畅，大便时不宜用力。胃底静脉曲张破裂导致大量出血的原因多见于食用粗硬食物、胃酸侵蚀、腹内压增高及剧烈咳嗽等。没有做经颈静脉肝内门腔分流手术的肝硬化患者，要低盐饮食；做了经颈静脉肝内门腔分流手术的患者，手术后饮食不用限盐和限水。

⑤ 避免感染。居住环境应通风，养成良好的个人卫生习惯，避免着凉和不卫生的饮食，尽量减少与环境中致病细菌、病毒的接触，降低被感染的风险。

⑥ 针对肝硬化的病因，坚持使用针对病因的药物，如口服抗乙肝病毒的药物等。病情稳定者，每 3~6 个月进行 1 次医疗随访，进行相关的实验室检查和超声、CT 及 MRI 检查。

⑦ 有轻微肝性脑病的患者反应力较低，应避免驾车、高空作业等需要快速反应的职业。

⑧ 乙肝及丙肝患者可以与家人、朋友共餐，但要避免血液途径的传染，如不宜共用剃须刀等可能造成创伤的生活用品，不要接触患者的开放伤口，应佩戴安全手套。性生活应适当，如没有生育计划，建议使用避孕套。

第九篇

>>> 胰腺癌

1. 什么是胰腺癌？

胰腺癌主要起源于胰腺导管上皮细胞及腺泡细胞（图14），早期诊断困难，进展迅速，生存时间短，是预后最差的恶性肿瘤之一。近年来，胰腺癌的发病率在国内外均呈明显上升趋势，死亡率和发病率相近，病死率极高。

2021年统计数据显示，在美国所有恶性肿瘤中，胰腺癌新发病例男性位列第十位，女性位列第九位，占恶性肿瘤相关死亡率的第四位。中国国家癌症中心2022年发布的2016年度统计数据显示，胰腺癌在国内男性恶性肿瘤发病率中居第八位，女性中居第十二位，在恶性肿瘤死亡率中居第六位。绝大部分胰腺癌患者的发病年龄集中在40~80岁之间，老年人发病风险显著高于年轻人。然而近年来，胰腺癌的发病也出现了年轻化趋势。在过去25年中，全球胰腺癌负担增加了1倍。国家癌症中心2022年数据显示，我国胰腺癌年发病率约为4.29/10万，较15年前大幅升高。

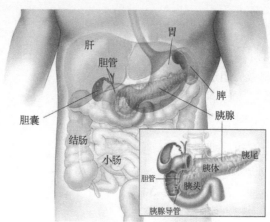

图14 胰腺在人体内的形态图

2. 为什么胰腺癌被称为"癌中之王"？

由于胰腺是位于胃和脊柱之间，深藏于腹部深处的腺体，患者早期症状不典型，起病隐匿，多数患者确诊时已处于疾病晚期，丧失手术机会，导致胰腺癌预后差，多数患者确诊后生存期仅为 1 年左右。诊断困难、治疗效果差是胰腺癌被称为"癌中之王"的主要原因。

确诊后的胰腺癌患者采用手术治疗为主，结合放、化疗的综合治疗方案，但是预后极差，5 年生存率仅 5% ~ 10%。即使发现较早、能成功实施根治手术的患者，5 年生存率也不超过 20%，若不积极治疗，生存期只有 4 个月左右。

胰腺癌是当前世界范围内第七大癌症相关致死病因，也是死亡率最接近发病率的恶性肿瘤。

3. 如何区分胰腺癌与慢性胰腺炎？

慢性胰腺炎是一种反复发作的渐进性的广泛胰腺纤维化病变，会导致胰管狭窄阻塞，胰液排出受阻，胰管扩张。胰腺炎主要是酒精刺激、胆道疾病和胰管阻塞等原因引起的，可表现为腹部疼痛、恶心、呕吐及发热。慢性胰腺炎与胰腺癌一样，可有上腹不适、消化不良、腹泻、食欲不振、体重下降等临床表现。胰腺癌和胰腺炎可以通过病因、临床症状和检查进行区分。

① 慢性胰腺炎发病缓慢，病史长，常反复发作，急性发作时可出现血尿、淀粉酶升高，且极少出现黄疸症状。

② 慢性胰腺炎患者腹部 CT 检查可见胰腺轮廓不规整，结节样隆起，胰腺实质密度不均。

③ 慢性胰腺炎患者腹部平片和 CT 检查所示胰腺部位的钙化点有助于诊断。

④ 血清 IgG4 的升高是诊断慢性胰腺炎的特殊类型——自身免疫性胰腺炎敏感性和特异性较高的实验室指标。影像学检查难以鉴别时需要病理检查协助鉴别。

4. 胰腺癌的危险因素有哪些？

胰腺癌的危险因素具体有以下几点（图 15）。

（1）吸烟。

吸烟是胰腺癌的首要危险因素。吸烟者发生胰腺癌的相对危险度是非吸烟者的 1.5 倍，而且随着吸烟数量的增多而增加。

（2）大量饮酒。

酗酒者（酒精摄入量 >30 克/天）患胰腺癌的风险增加 20% ~ 45%，极度酗酒者（酒精摄入量 >90 克/天）患胰腺癌的风险高达 60%。此外，重度饮酒与胰腺炎密切相关，而胰腺炎也是胰腺癌的危险因素。

（3）不合理的饮食结构。

高蛋白、高热量饮食，如多肉类、高碳水化合物都是与胰腺癌发病有关的因素。动物实验证明，高脂肪饮食与胰腺癌的发生有关，酗酒也与胰腺癌有关。饮食结构中高纤维、新鲜水果和蔬菜摄入多的人群患胰腺癌较少。

（4）职业因素。

与胰腺癌有关的职业是与化学物质（如 β-萘胺和联苯胺）和金属接触的工作。

（5）家族遗传易感性。

胰腺癌具有家族遗传易感性，约 10% 的胰腺癌患者具有遗传背景，患有遗传性胰腺炎、黑斑息肉综合征、家族性恶性黑色素瘤及其他遗传性肿瘤疾病的患者，患胰腺癌的发病风险显著增加。

（6）糖尿病。

糖尿病患者患胰腺癌的危险性比其他人高 4 倍，但也有许多研究不支持糖尿病和胰腺癌之间的相关性。临床医师发现，胰腺癌患者确诊前数月往往有糖尿病发作，所以提醒以往无糖尿病的中年人若突然出现糖尿病发作，需要考虑早期胰腺癌的可能性，及时明确诊断。

（7）慢性胰腺炎。

慢性胰腺炎是胰腺癌的癌前病变之一，尤其是慢性钙化性胰腺炎。需要注意的是，胰腺炎发作也可能是胰腺癌的首发症状。

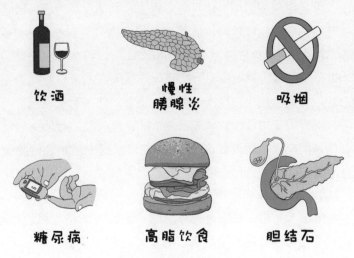

饮酒　慢性胰腺炎　吸烟

糖尿病　高脂饮食　胆结石

图 15　胰腺癌的危险因素

5. 胰腺癌的重点监测人群有哪些?

胰腺癌是消化系统常见恶性肿瘤之一,近年来发病率呈上升趋势。由于解剖位置特殊,胰腺癌早期临床表现隐匿,不易察觉;加之其恶性程度较高,病程中、晚期往往病情进展迅速,因此也被称为"万癌之王"。以下四类人群已被公认为是胰腺癌的高危人群,应积极开展胰腺癌的早期筛查。

(1)遗传性胰腺癌高危个体。

通俗地说,如果1个家庭中至少有2个互为一级亲属(即父母、子女以及亲兄弟姐妹)的成员被诊断为胰腺癌,就可认为该家庭成员具有胰腺癌家族史,应进行胰腺癌早期筛查。依据上述标准,家庭中患胰腺癌的成员数量越多,其他成员因遗传因素发生胰腺癌的危险性就越高。此外,已证实携带乳腺癌易感基因1(*BRCA1*)、乳腺癌易感基因2(*BRCA2*)、伴随乳腺癌基因2(*PALB2*)、共济失调毛细血管扩张突变基因(*ATM*)等基因突变的患者以及确诊患黑斑息肉综合征的患者,即 *STK11* 基因突变携带者,同样属于遗传性胰腺癌高危个体,应积极进行胰腺癌早期筛查。目前建议上述人群50岁时(或比家庭中最年轻的胰腺癌患者年轻10岁时)开始胰腺癌筛查。

(2)新发糖尿病患者。

在健康人体内,胰腺通过分泌胰岛素发挥调控血糖的作用。当胰腺受损难以分泌足量胰岛素时,即可出现血糖升高。因此,多种胰腺疾病可能会表现为血糖水平的异常。近年来,多项研究证实,新发糖尿病可能是无症状胰腺癌患者的早期临床表现。通常认为,对于既往无糖尿病病史、24个月内新诊断的糖尿病患者,建议进行胰腺癌早期筛查,其中年龄大于50岁者更被认为是散发型胰腺癌的高风险人群。

（3）慢性胰腺炎患者。

慢性胰腺炎是由各种病因所导致的胰腺组织以及其功能出现不可逆转的慢性炎症。该病患者常会反复出现上腹痛症状，并向背部放射，同时可伴腹胀、恶心等消化不良表现。慢性胰腺炎常继发于酒精中毒、胆道疾病、自身免疫疾病、胰腺外伤等疾病。胰腺的慢性炎症可导致腺泡导管组织转化，并逐渐进展至癌变。目前已公认胰腺癌是慢性胰腺炎最严重的并发症之一，因此对于确诊慢性胰腺炎的患者同样应作为高危人群进行胰腺癌的早期筛查。建议该人群在 40 岁时开始胰腺癌筛查。

（4）胰腺囊性肿瘤患者。

胰腺囊性肿瘤（PCN）是指源于胰腺导管上皮和（或）间质组织的囊性肿瘤性病变，主要包括黏液性囊性肿瘤、导管内乳头状黏液性肿瘤、浆液性囊腺瘤、实性假乳头状肿瘤和囊性神经内分泌肿瘤等。胰腺囊性肿瘤常无症状，仅在其他疾病就诊或体检时偶然发现。部分患者可出现腹痛、皮肤巩膜发黄、血糖异常等异常表现。由于部分胰腺囊性肿瘤存在恶变为胰腺癌的风险，因此确诊该疾病后应进一步评估，酌情制订个体化方案进行胰腺癌早期筛查。

6. 怎样预防胰腺癌？

世界卫生组织提出，1/3 的癌症完全可以预防，1/3 的癌症可以通过早期发现得到治愈，1/3 的癌症可以运用现有的医疗措施延长生命、减轻痛苦、改善生活质量。癌症虽然具有高发病率及高死亡率的特点，但并非没有对策。普通健康人群及癌症高危人群如果在癌症早期甚至癌前病变时期检测出癌症并及早治疗，将会大大提高癌症患者的 5 年生存率，同时减少相关治疗费用。胰腺癌的发病率及病死率高，起病隐匿，进展迅速，早期诊断困难，生存时间短。因此，防止胰腺癌的危害，取决于早预防、早就诊、早发现。

（1）戒烟。

戒烟后患胰腺癌的风险逐年降低，10～20 年后降低到与正常人群相当水平。

（2）均衡饮食。

低糖、低热量、规律饮食，适当运动，控制体重及体脂在合理范围内。

（3）避免慢性损害。

及时规范治疗糖尿病、慢性胰腺炎等疾病，控制血糖，避免对胰腺的慢性损害。

（4）定期体检。

存在前文所述危险因素的人群，应定期体检；有胰腺癌、慢性胰腺炎等相关疾病家族史者，应做好胰腺癌筛查。

（5）及早就诊。

40 岁以上，短期内出现持续性的上腹痛、腹胀、黄疸、食欲减退、消瘦等表现时，及早就诊。

7. 胰腺癌有哪些早期症状？应如何筛查？

胰腺癌患者多因为食欲减退、消化不良、腹痛或不明原因的消瘦等症状而首次就诊，常见早期症状如下（图 16）。

① 腹痛，多见上腹部饱胀不适、疼痛，出现顽固性上腹痛，疼痛放射至腰背部，进餐后加重；

② 食欲下降、恶心、呕吐；

③ 消瘦、乏力，初期即可出现；

④ 黄疸，进行性加重的梗阻性黄疸，伴小便深黄、白色陶土样便；

⑤ 症状性糖尿病，新发糖尿病是胰腺癌的早期表现，近50%的患者确诊胰腺癌时伴有糖尿病。

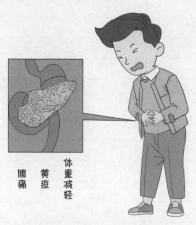

图16　胰腺癌的早期症状

开展胰腺癌的早期筛查是早发现、早治疗并以此改善患者预后、提高生存率的重要手段。胰腺癌高危人群的筛选能更好地指导胰腺癌的早期筛查，操作上可采用"中国医学科学院肿瘤医院胰胃外科胰腺癌高危人群筛查量表"（表3），根据评分进行患病风险分级。

表3　中国医学科学院肿瘤医院胰胃外科胰腺癌高危人群筛查量表

危险因素	评分/分
年龄/岁	
46～55	2
56～65	5
>65	10

续表

危险因素	评分/分
吸烟/（支/年）	
200～300	3
301～400	5
＞400	10
胆囊、胃等脏器良性疾病手术史	
术后11～20年	5
术后＞20年	10
2型糖尿病病史/年	
＜10	5
≥10	10
临床症状	
厌食	25
上腹部胀痛、不适	25
体质量指数（超过正常值百分比）	
＜10%	10
10%～30%	20
＞30%	30
饮白酒/（克/周）	
251～500	3
＞500	10
肿瘤家族史	
肿瘤（非胰腺癌）家族史	10
胰腺癌家族史	30
慢性胰腺炎病史/年	
11～20	10
＞20	20

综合各项危险因素，评分≥40分即为胰腺癌高危人群，建议接受进一步的临床检查。根据危险因素评分，可将胰腺癌的高

危人群进一步分为：低风险人群（40～70分）、中风险人群（71～99分）和高风险人群（≥100分）。

针对不同风险等级的高危人群，可采用不同的筛查方法和筛查频率。

① 低风险人群：糖类抗原199（CA199）等肿瘤标志物、CT（增强、薄层、多期）扫描，每年1次。

② 中风险人群：CA199等肿瘤标志物、CT（增强、薄层、多期）扫描、磁共振成像（MRI）、基因检测等，酌情选择不同的组合，每6个月1次。

③ 高风险人群：CA199等肿瘤标志物、CT（增强、薄层、多期）扫描、MRI、基因检测、经内镜逆行胰胆管成像（ERCP）、超声内镜检查术（EUS）、正电子发射计算机断层显像（PET-CT）、穿刺活检等，酌情选择不同的组合，每3个月1次。

8. 如何诊断胰腺癌？

胰腺癌的诊断应结合临床表现、影像学检查、实验室检查、病理学检查综合诊断。目前认为，40岁以上、无诱因腹痛、饱胀不适、食欲不振、消瘦、乏力、腹泻、腰背部酸痛、反复发作性胰腺炎或无家族遗传史的突发糖尿病为胰腺癌高危人群，就诊时应警惕胰腺癌。出现顽固性上腹痛，疼痛放射至腰背部，夜间明显，仰卧时加重，蜷曲或前倾坐位疼痛减轻，高度提示胰腺癌可能，需要进一步检查。

目前，超声、CT、MRI、ERCP、经皮肝穿刺胆道引流（PTCD）、肿瘤标志物测定、基因检测等对胰腺癌的确定诊断和判断能否手术切除意义重大。一般超声、CA199、CEA可作为筛查项目，如筛查怀疑胰腺癌，则进行增强CT/MRI检查；如果患者黄疸明显而增强 CT/MRI 无法明确时，可选择 ERCP/PTCD 降黄，同时兼具诊断功能。对于不能手术切除或无姑息手术指征的胰腺癌或壶腹周围癌可行化疗和（或）放疗，建议放、化疗前进行细针穿刺活检明确诊断。

9. 如何治疗胰腺癌？

胰腺癌的主要治疗手段包括手术切除、化疗、放疗和生物治疗等，但治疗效果均不理想，是治疗效果最差的恶性肿瘤之一。单一学科的局限性无法进一步提高胰腺癌患者整体诊治的效果，而多学科综合治疗可通过多学科的共同参与，发挥各学科的优势，解决患者在诊断和治疗中的难题。从横断面上讲，可制订最合理的治疗方案，起到"1＋1＞2"的效果；从纵断面上讲，可动态评估胰腺癌的治疗效果，适时调整治疗方案，改善疗效。

（1）手术切除。

手术切除是胰腺癌患者获得治愈机会和长期生存的唯一有效方法。然而，超过 80% 的胰腺癌患者因病期较晚而失去了手术机会。

（2）化疗。

化疗可应用于各个胰腺癌分期的患者，化疗不仅可以延长患者的生存时间，同时可减轻晚期患者的疼痛、提高生命质量。根据患者病情及体力状况评分适时地进行药物及剂量的调整。重视患者生命质量的改善及合并症的处理，包括疼痛、营养、精神心理等。目前常用化疗药物包括吉西他滨、白蛋白结合型紫杉醇、氟尿嘧啶/亚叶酸钙、顺铂、奥沙利铂、伊立替康、替吉奥、卡培他滨。靶向药物包括厄洛替尼。

（3）放疗。

放疗是胰腺癌局部治疗的重要手段之一，贯穿各个分期。

（4）介入治疗。

胰腺癌的介入治疗主要包括针对胰腺癌、胰腺癌转移瘤及胰腺癌相关并发症的治疗，主要治疗手段有经动脉灌注化疗、消融治疗、PTCD、胆道支架植入、消化道支架植入、出血栓塞治疗、癌痛腹腔神经丛阻滞治疗。

10. 胰腺癌的并发症有哪些?

（1）胰腺癌常见并发症。

① 明显消瘦。体重减轻可达 15 kg 以上，伴有衰弱、乏力等。

② 症状性糖尿病。少数患者的最初表现为糖尿病的症状。因此，若糖尿病患者出现持续性腹痛，或老年人突然出现糖尿病，糖尿病患者近期病情突然加重，应警惕发生胰腺癌的可能。

③ 血栓性静脉炎。晚期胰腺癌患者可出现游走性血栓性静脉炎或动脉血栓形成，这也是晚期胰腺癌并发症中最常见的一种。

④ 精神症状。部分胰腺癌患者可出现焦虑、急躁、抑郁、个性改变等精神症状。

⑤ 胆道梗阻。胆道梗阻是胰腺癌最常见的并发症。

⑥ 十二指肠梗阻。十二指肠梗阻也是导致胰腺癌死亡的又一重要因素。

（2）胰腺癌术后并发症。

胰腺癌术后并发症的发生率较高，如胰瘘、胆瘘、腹腔感染、胃排空延迟、腹腔出血等，严重者可致患者死亡。

11. 胰腺癌的预后如何?

胰腺癌被称为"癌中之王",全球总体发病率和死亡率逐年上升,预计在 2030 年将成为恶性肿瘤的第二大杀手。胰腺癌具有高发病率、高复发转移率、高死亡率、低早期诊断率、低切除率、低药物有效率和低生存率"三高四低"的特点。

胰腺癌防治效果差的主要原因包括病因不清、预防困难,早期诊断困难,早诊率仅为 5%。现有治疗手段的效果均已达到瓶颈,短期内难有突破,5 年生存率仅为 7.2% (在恶性肿瘤中最低)。

对胰腺癌患者需要进行常规营养筛查及评估,如果有营养风险或营养不良,应该给予积极的营养支持治疗,以预防或减缓癌症恶病质的发生发展。建议每日摄入热量 25 ~ 30 kcal/(kg·d),蛋白质 1.2 ~ 2.0 g/(kg·d),视患者营养及代谢状况变化调整营养供给量。有并发症者,热量可增加至 30 ~ 35 kcal/(kg·d),视患者营养及代谢状况变化调整营养供给量。常用的营养支持治疗包括营养教育、肠内营养、肠外营养。推荐遵循营养不良五阶梯原则进行营养治疗。当患者伴有厌食或消化不良时,可以应用甲羟孕酮或甲地孕酮及胰酶片等药物,以改善食欲、促进消化。

第十篇

>>> 白血病

1. 你了解白血病吗?

白血病是一类造血干细胞的恶性克隆性疾病,因白血病细胞自我更新增强、增殖失控、分化障碍、凋亡受阻而停滞在细胞发育的不同阶段。在骨髓和其他造血组织中,白血病细胞大量增生累积,使正常造血功能受抑制并浸润其他器官和组织。(图17)

白血病主要按照其细胞分化成熟程度和自然病程进行分类,一般分为急性和慢性两大类。急性白血病细胞的分化停滞于早期阶段,大多数为原始细胞和早期幼稚细胞,病情发展迅速,自然病程仅几个月。慢性白血病细胞的分化停滞于晚期阶段,多为较成熟幼稚细胞和成熟细胞,病情相对缓慢,自然病程为数年。根据主要受累的细胞类型可将急性白血病分为急性淋巴细胞白血病和急性髓系白血病两类;而慢性白血病则分为慢性淋巴细胞白血病和慢性髓系白血病及少见的白血病(如毛细胞白血病、幼淋巴细胞白血病)等。

白血病在全球范围内发病率呈逐年上升趋势,根据2020年全球癌症统计,白血病新增病例为 474 519 例,死亡人数为 311 594 例,死亡率为 3.1%。

据我国国家癌症中心统计,我国白血病发病率为 6.21/10 万,死亡率达 4.03/10 万,预后极差。在恶性肿瘤所致的死亡率中,白血病居第六位(男)和第七位(女),在儿童及 35 岁以下成人中居第一位。

相对慢性白血病患者而言,我国急性白血病患者更多,两者比例约为 1∶5.5,其中急性髓系白血病最多(发病率为 1.62/10 万),其次为急性淋巴细胞白血病(发病率为 0.69/10 万)、慢性髓系白血病（发病率为0.39/10万），慢性淋巴细胞白血病少见（发病率为0.05/10万）。男性发病率略高于女性（1.81:1）。成人急性白血病中以急性髓系白血病多见，儿童以急性淋巴细胞白血病多见。慢性髓系白血病随年龄增长而发病率逐渐升高。慢性淋巴细胞白血病的发病率在50岁以后才明显增加。

我国白血病发病率与亚洲其他国家相近，低于欧美国家。尤其是慢性淋巴细胞白血病不足白血病总发病率的5%，而在欧美国家则占25%~30%。

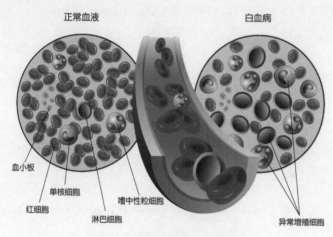

图17 正常血细胞与白血病细胞

2. 白血病的主要危险因素有哪些?

目前，人类白血病的病因尚不完全清楚，一般认为有以下5个危险因素。

（1）生物因素。

生物因素主要是病毒感染和免疫功能异常。成人T细胞白血病/淋巴瘤可由人类T淋巴细胞病毒I型所致。病毒感染机体后，一方面，作为内源性病毒整合并潜伏在宿主细胞内，通过某些理化因素的作用，病毒被激活表达而诱发白血病；另一方面，作为外源性病毒通过外界以横向方式传播感染。一些免疫功能异常者如某些自身免疫性疾病患者，其患白血病危险度也会增加。

（2）物理因素。

物理因素主要包括 X 射线、γ 射线等电离辐射。1911 年首例放射工作者发生白血病的病例被报道。日本广岛及长崎受原子弹袭击后，幸存者中白血病发病率比未受照射的人群高 17 倍及以上，患者多为急性白血病和慢性髓系白血病。研究显示，大面积和大剂量照射可引起骨髓抑制和机体免疫力下降，DNA 突变、断裂和重组，导致白血病发生。

（3）化学因素。

长期接触苯以及含有苯的有机溶剂与白血病发生有关。乙双吗啉是乙亚胺的衍生物，具有极强的致染色体畸变和致白血病作用。抗肿瘤药物中烷化剂和拓扑异构酶 II 抑制剂有致白血病的作用。化学物质所致的白血病以急性髓系白血病较多。

（4）遗传因素。

家族性白血病约占白血病的 0.7%。单卵孪生子中，如果一个人发生了白血病，另一个人的发病率约为 20%，比异卵孪生子高 12 倍。唐氏综合征有 21 号染色体三体改变，其白血病发病率达 50/10 万，比正常人高 20 倍；先天性再生障碍性贫血、面部红斑侏儒综合征、共济失调毛细血管扩张症及先天性免疫球蛋白缺乏症等患者的白血病发病率均较高。

（5）其他血液病。

部分血液病也会进展成白血病，如骨髓增生异常综合征、淋巴瘤、多发性骨髓瘤、阵发性睡眠性血红蛋白尿等。

3. 如何预防白血病?

白血病主要是由机体的易感性、致癌物质的持续接触和机体免疫监视系统减弱导致造血干细胞出现不典型增生,逐步变为恶性克隆性增殖,直至数量达到肿瘤发生阈值的一个慢性累积过程。所以,预防白血病可从以下几个方面着手。

(1) 定期体检。

具有白血病家族史或患有血液疾病的人群尤其要注意定期体检,有利于疾病早发现,及时采取措施。

(2) 优生优育。

一些具有遗传病、先天性染色体畸变的患儿,极易发生白血病。如范科尼贫血、唐氏综合征、先天性免疫缺陷病等。因此,在妊娠期间,严格的产前筛检是非常重要的。同时,还需要尽量减少或避免病毒(艾滋病病毒、梅毒螺旋体、人类疱疹病毒等)、化学药物等因素对受精卵和胎儿的影响。

(3) 避免接触化学物质。

如工业废气、农药等,这些有害物质会增加白血病的患病风险。如果无法避免接触,可以戴上口罩、手套等进行防护。

(4) 减少接触辐射。

长期或高剂量的各种电离辐射接触均可能加大患白血病的风险,因此从事长时间接触放射线的职业者,应该通过穿防护服、佩戴防护眼镜等必要的防护措施减少风险。

(5) 保持个人卫生。

勤洗手、勤换衣物,避免接触感染艾滋病病毒等病毒;保持室内通风、卫生环境清洁。

(6) 慎用某些药物。

某些药物会引起免疫力下降、贫血、血小板减少和白细胞减少等不良反应，如保泰松及其衍生物、氯霉素、某些抗肿瘤的细胞毒药物等。

（7）保持良好的饮食、生活习惯。

良好的饮食、生活习惯可增强身体的免疫力，减少患病的风险。

4. 白血病有哪些早期症状？应如何筛查？

急性白血病早期症状主要有贫血、发热和出血，起病急缓不一。起病急的患者会出现突然高热，与感冒相似，也可出现严重的出血；而起病缓慢的患者则常常表现为脸色苍白、皮肤紫癜、月经过多或拔牙后出血难以止住，大多数在就医时被发现。

① 发病早期即可发现贫血，但部分患者由于病程短，尚未出现贫血症状，50% 的患者就医时出现重度贫血现象。儿童急性淋巴细胞白血病患者一般血红蛋白可下降到 110 g/L 以下，皮肤和黏膜出现进行性苍白，活动耐力下降、乏力、气促等。

② 发热是白血病最常见的早期临床症状之一。有时低热，有时可高达 39℃ 或以上，并伴有畏寒、出汗等症状。大多数发热尤其是高热提示与继发感染有关。感染可以发生在全身各个部位，常见的感染有肺部感染、上呼吸道感染、尿路感染等。

③ 出血可能发生在全身各个部位，病情不同，其出血程度也有所不同。主要表现为皮肤淤点、淤斑、鼻出血、牙龈出血、月经过多等。慢性髓系白血病起病缓慢，早期常无自觉症状。患者可因健康检查或其他疾病就医时发现异常脾大而被确诊。

白血病的筛查以临床表现和实验室检查为主，包括血液检查、骨髓穿刺、分子生物学检查、免疫学检查。最常用的筛查方法是血液检查和骨髓穿刺。

5. 如何诊断白血病?

白血病可根据临床表现、血常规和骨髓象特点进行诊断。

（1）血常规检查。

急性白血病患者进行血常规检查，可出现白细胞异常升高、不明原因的贫血和血小板减少。慢性粒细胞白血病患者出现各个阶段的不成熟粒细胞和少量幼稚细胞，慢性淋巴细胞白血病患者淋巴细胞总数和比例明显升高。

（2）骨髓细胞形态学检查。

通过骨髓穿刺抽取患者的骨髓样本，观察细胞的分型或细胞特征可以判断是否患有白血病，是判断白血病的重要依据。

6. 如何治疗白血病?

白血病的治疗主要包括化学药物治疗、放射治疗、骨髓移植、靶向治疗和免疫治疗等。

（1）化学药物治疗。

第一阶段是"诱导缓解治疗"，目标是使患者症状迅速缓解；第二阶段是"强化治疗"，通过定期使用化疗药物杀灭患者体内残余或新生的白血病细胞。

（2）放射治疗。

放射治疗是一种使用高能量射线杀灭白血病细胞或抑制其生长的方法。放射治疗的优点是能够杀死白血病细胞；缺点是杀死白血病细胞的同时也会影响正常健康细胞，降低患者自身的免疫力，导致其患其他疾病的风险增加。

（3）骨髓移植。

骨髓移植是通过将正常的造血干细胞移植到患者体内，以恢复其造血和免疫功能的方法，适用于大多数血液系统肿瘤。需要注意的是，造血干细胞的移植大多是异体移植，可能使患者出现严重的排斥反应。因此，一旦发现白血病后，不能立即进行骨髓移植，需要经过积极治疗，在完全缓解后（即在临床上没有白血病相关症状和体征）才能进行。

（4）靶向治疗。

靶向治疗是利用特定的药物或抗体针对白血病细胞中的特定分子或信号通路进行干预的一种治疗方式。靶向治疗优点是在分子水平通过靶点识别细胞，能够极大程度减少对正常细胞的损害，更具针对性，适用于一些特定的白血病亚型；缺点是治疗费用高，经济负担重。

（5）免疫治疗。

免疫治疗是通过调节或增强人体免疫系统来对抗肿瘤或其他疾病的治疗方法。主要包括细胞免疫治疗、免疫调节治疗和免疫检查点抑制剂治疗等。

7. 白血病的并发症有哪些?

（1）感染。

白血病患者通常正常白细胞减少，尤其是中性粒细胞减少，因为粒细胞的缺乏，所以更易发生严重的感染。

（2）出血。

白血病患者的白血病细胞恶性增生，血小板明显减低，易引起呼吸道、消化道、泌尿道出血，颅内出血是最严重的并发症之一。

（3）高尿酸血症。

白血病患者因大量白血病细胞的核酸分解而使尿酸排出量增加数十倍。患者在接受化疗、放疗等治疗时出现高尿酸血症，此时应用皮质激素等又会进一步加重高尿酸血症，高浓度的尿酸很快因饱和而沉淀，引起肾小球广泛损伤和尿酸结石，导致少尿、无尿、肾功能衰竭。

（4）肠功能衰竭。

白血病患者化疗后肠胃功能受到影响，导致肠胃功能衰竭。

（5）肺部感染。

白血病患者正常中性粒细胞减少，免疫功能降低，常常导致肺部感染。

（6）电解质紊乱。

白血病治疗过程中常因白血病细胞破坏过多或因化疗药物性肾损害等原因而排钾过多；或因化疗引起食欲减退，消化系统功能紊乱，摄入量不足而致低血钾。因白血病细胞破坏使磷释放增多，可导致低血钙等。

（7）播散性血管内凝血。

白血病患者容易诱发播散性血管内凝血，可导致出血、血栓栓塞、脏器功能受损等。

8. 白血病的预后如何？

急性白血病若不经积极治疗，平均生存期仅3个月左右，短者甚至在诊断数天后即死亡。经过积极治疗，不少患者可长期存活。

急性淋巴细胞白血病患者年龄在 $1 \sim 9$ 岁，而且白细胞数 $< 50 \times 10^9 / L$，其预后是相对较好的，完全缓解后经过积极的巩固和维持治疗，约有60%的患者能够长期生存，甚至是治愈（成

人预后不如儿童）。

慢性粒细胞白血病患者中位生存期是 3 年左右，部分患者患病后 3~5 年进入加速期，部分患者也可以生存 10~20 年甚至更久。而慢性淋巴细胞白血病患者的病程长短不一，生存时间从数年到数十年不等。

影响白血病预后的因素主要包括以下几点。

① 年龄。年龄是明确的独立预后因素，是白血病缓解率和生存期影响最大因素之一。

② 白细胞、血小板计数。初诊时白细胞计数高、血小板计数过低（$<30 \times 10^9$/L），提示预后不良。

③ 细胞遗传学和分子生物学异常。白血病细胞的染色体核型是预后评分中最主要的因素。

④ 免疫分型。白血病细胞免疫标记物 CD14、CD7、CD34 及 TdT 阳性者提示预后不良。

⑤ 是否伴有中枢神经系统白血病。

⑥ 患者的经济条件、心理因素等。

9. 白血病患者术后的饮食建议有哪些?

白血病患者大多数因为治疗周期比较长、治疗难度比较大，易出现不良反应及并发症，导致食欲下降、心理压力大，进一步使自身免疫功能持续下降。因此，应重视白血病患者的合理饮食。白血病患者的饮食原则主要是全面平衡、适量有度。

① 提供充足的热量和蛋白质，维持机体氮平衡。摄取含优质蛋白质的食物，如牛奶、鸡蛋、鱼类、家禽、豆制品等。多食用一些蜂蜜以及含糖丰富的食物，如米、面等，以补充热量。

② 合理安排饮食，食物多样，以谷类食物为主。每天的膳食

中谷类、豆类、蔬菜和水果占总摄入量的 2/3 以上。每天膳食都应当注意动植物性食物、粗细粮搭配，食物多样化，且以谷类食物为主，成年男性每天不少于 500 克，成年女性每天不少于 300 克。

③ 多食香菇、银耳、黑木耳、蘑菇、黄豆等，以增加机体的免疫机能。

④ 选择具有软坚散结及抗肿瘤功效的食物，如芥菜、胡萝卜、花生、黄花菜、洋葱、薏苡仁、甲鱼、海带等。

⑤ 多食富含维生素 C 的新鲜蔬菜和水果，如油菜、菠菜、小白菜、番茄、山楂、鲜枣、猕猴桃等。

⑥ 多食富含维生素 A 的食物，如胡萝卜、莴笋叶、油菜、动物肝、鱼肝油等。

第十一篇

>>> 食管癌

1. 你了解食管癌吗?

食管癌是原发于人体食管的恶性肿瘤,根据病理类型的不同,可分为腺癌和鳞癌,我国以鳞癌为主,占90%以上,欧美以腺癌为主,约占70%。

食管癌分布有很强的地域性,在不同的国家和地区,发病率各有不同。在我国,河南、河北、山西、山东、安徽、江苏北部地区以及四川的南充、盐亭,广东的汕头及福建的福州等地区,都是食管癌的高发区域。根据新近发表的2022年中国癌症报告,食管癌发病率排在第七位,新发病例数为22.4例,其中男性16.75万例,女性5.65万例;食管癌死亡患者为18.7万人,位居第五位。食管癌男性发病例数远多于女性,这也是造成男性患者死亡数(14万人)多于女性(4.7万人)的原因之一。如今,食管癌已成为我国男性第五大高发肿瘤和第四大致死肿瘤。

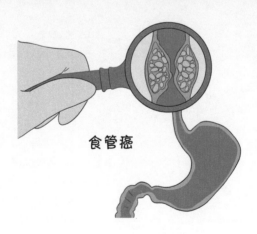

食管癌

2. 食管癌的常见症状有哪些?

食管癌的常见症状有进行性吞咽困难和疼痛。当吞咽食物和饮水时，常感到吞咽物未下去，好像黏附在某个地方（这是一个很重要的症状）。如果有疼痛，多是钝痛或锐痛，吞咽后感胸骨后疼痛。当然，食物反流引起的食管炎也常有疼痛，所以不是每一个有此症状的人都患有食管癌。但是，若同时有疼痛和吞咽困难的症状，须引起重视并及时就医。

胸痛、咳嗽、发热提示有食管穿孔的可能。

消瘦是食管癌的另一个典型症状。因为影响进食，食管癌患者的体重会逐渐减轻。有些患者的肿瘤会影响支配声带的神经，引起声音嘶哑。有些患者的肿瘤可出血，引起呕血。食管气管瘘是晚期食管癌患者常见的并发症。

由于食管癌早期症状不明显，若等症状出现后再进行诊断，往往已是中、晚期。所以我们应该防患于未然，规避危险因素，尽早进行筛查。

3. 食管癌的危险因素有哪些?

食管癌的发生、发展是饮食和生活方式等若干因素协同作用的结果，常见危险因素有以下几种。

（1）吸烟和饮酒。

吸烟和饮酒是食管鳞癌明确的危险因素。研究表明，重度饮酒者发生食管鳞癌的风险明显升高。一项 Meta 分析显示，吸烟和饮酒可协同作用，进一步提高食管鳞癌的发病率。因此，建议烟酒爱好者尽早戒除烟酒，以远离食管癌及其他疾病。

（2）饮食因素。

在我国食管癌高发地区，食管癌的主要致癌因素是致癌性亚硝胺及其前体物质和某些真菌及其毒素。而腌制食物和红肉类与食管癌发生风险也有相关性，高温食物、辛辣和油炸食物，都会增加食管癌的发病风险。有研究表明，水果摄入是食管癌发病的保护因素。所以在日常饮食中，应该减少辛辣、油腻食物以及腌制食物的摄入，适当增加水果的摄入，同时避免直接进食高温食物，以减少对食管黏膜的刺激。

（3）口腔卫生因素。

调查发现，在食管癌高发地区，多数居民口腔卫生差，易发生龋齿或缺齿，口腔内细菌滋生，亚硝胺物质含量较高，这些因素会增加患食管鳞癌的风险。同时，口腔卫生不良，可同萎缩性胃炎协同作用，增加食管鳞癌的发病风险。因此，正确、规律刷牙，保持口腔健康至关重要。

（4）病毒感染。

人乳头瘤病毒（HPV）感染是一些食管癌高发地区的重要致病因素，尤其是 HPV-16 与食管鳞癌的发生呈正相关。HPV 感染者患食管鳞癌的风险较普通人群升高近 3 倍。

（5）食管癌癌前疾病和癌前病变。

食管癌癌前疾病是指与食管癌相关并有一定癌变率的良性疾病，如慢性食管炎、巴雷特食管、食管白斑、食管憩室、贲门失弛缓症、反流性食管炎等。食管癌癌前病变指已证实与食管癌的发生密切相关的病理变化，如食管鳞状上皮异型增生与鳞状细胞癌的发生密切相关，属于鳞癌的癌前病变，而巴雷特食管相关异型增生则是腺癌的癌前病变。

（6）其他。

食管的腐蚀损伤、家族史、肥胖等因素，都是食管癌的危险因素。

了解了食管癌的危险因素，就知道了如何预防食管癌。但仅仅预防是不够的，对于 40 岁以上、有食管癌家族史、长期吸烟或饮酒、喜食烫食或腌制食品等人群，还应该每年进行 1 次胃镜检查，以达到早诊断、早治疗的目的。

4. 如何进行食管癌的诊断、分类及分期?

（1）内镜检查。

内镜活检病理检查是食管癌诊断的"金标准"。多数早期食管癌在普通内镜下表现不典型，可能会被漏诊，检查中结合色素或电子染色的方法进行观察有助于提高病变检出率。中、晚期食管癌内镜下主要表现为结节状或菜花样肿物，食管黏膜充血水肿、糜烂或苍白、发僵，触之易出血，还可见溃疡，部分有不同程度的管腔狭窄。

（2）增强 CT。

对胃镜确诊食管癌者进行分期诊断，首选颈部、胸部、腹部增强 CT（或食管增强 CT）。气钡双重对比造影是目前诊断食管癌最直接、最简便、最经济而且较为可靠的影像学方法，可发现早期黏膜表浅病变，对中、晚期食管癌诊断价值更大，对于食管癌的位置和长度判断较直观。

（3）肿瘤标志物检查。

目前常用于食管癌辅助诊断、预后判断和疗效监测的肿瘤标志物有细胞角蛋白片段 19、癌胚抗原（CEA）、鳞状上皮细胞癌抗原（SCC）和组织多肽特异性抗原（TPS）等。上述标志物联合应用可提高中、晚期食管癌的诊断、预后判断及随访观察的准确度。目前应用于食管癌早期诊断的肿瘤标志物尚不成熟。

　　食管癌主要有鳞状细胞癌和腺癌两种组织学类型。横跨食管和胃交界部的鳞状细胞癌仍被认为是食管癌。根据癌变部位的不同，食管癌可分为颈段食管癌、胸上段食管癌、胸中段食管癌和胸下段食管癌。

　　食管癌的分期主要根据是否为原发肿瘤及原发肿瘤侵及部位（T）、区域淋巴结转移范围（N）、是否有远处转移（M）进行综合分期。

5. 食管癌的高危人群有哪些?

　　食管癌的八大高危人群如下。

　　（1）有消化系统症状者。

　　有消化系统症状的人群更容易患食管癌，如患胃食管反流症的人群等。这是因为不良症状长期刺激食管可引起食管细胞在增殖过程中受到影响而发生癌变，因此有消化系统症状的人群食管癌的发病风险比一般人高。

　　（2）慢性食管炎伴不典型增生。

　　慢性食管炎伴不典型增生者的食管内壁黏膜细胞因为炎症而处于活跃的代谢状态，容易发生癌变，此类人群在日常生活中应注意饮食，并尽快治疗相关症状。此外，糜烂性食管炎、巴雷特食管、食管白斑等也是食管癌的高危因素。

　　（3）有食管癌、胃癌家族史。

　　有食管癌家族史的人，食管癌的发病风险要比普通人高许多。食管癌有一定的家族聚集现象，因此此类人群应定期检查，出现不良症状须及早就医。

　　（4）不良生活习惯。

　　有不良生活习惯（如抽烟、喝酒，爱吃腌制、过烫、烧烤、熏制食物，缺乏维生素摄入）的人群容易患食管癌，因此应养成良好的生活习惯。

（5）隐血试验阳性者。

食管炎患者及原因不明的食管或胃内隐血试验阳性者，其发生食管癌的风险比一般人要高很多，应谨防食管癌的发生。

（6）高危年龄组和高发地区。

年龄＜30 岁的食管癌患者比较少见，仅占 0.5%～1%；年龄＞30 岁者食管癌的患病率随着年龄的增长而明显上升；45～65 岁者食管癌的发病率最高，是食管癌的高发年龄。

（7）高发地区。

已知我国食管癌的主要致癌因素是致癌性亚硝胺和真菌毒素，这些致癌物广泛暴露于高发区居民的生活环境中，与人们的不良饮食生活习惯密切相关。长期居住在高发区，暴露于致癌物的人群，以及非高发区长期接触致癌物的人群，具有较高的患癌风险性。

（8）食管癌手术治疗后的患者。

食管癌常多点发生，其癌灶周围有广泛的上皮细胞增生，即癌前病变。在手术切除的癌旁细胞中常可见到不同程度的上皮细胞增生。手术后复发的患者，往往不是癌灶残留的复发，而是原癌旁上皮细胞增生病灶在致癌因素的作用下发生了癌变。所以，食管癌手术后的患者也属于高危人群，应当定期体检。

6. 食管癌的早期症状有哪些？

虽然食管癌的早期症状不明显，但是及时注意一些早期信号，尽早进行检查，是食管癌二级预防的有效措施。食管癌的早期信号主要有以下几种。

（1）感觉食管内有异物。

患者因某一次吃了粗糙的食物（如细小的鱼骨头）而将食管擦伤，或者误将异物吞下而存留在食管内，或将米粒、蔬菜等碎片黏附在食管上，吞咽不下，无疼痛，即使不做吞咽动作，也仍有异物存在的感觉。异物感的部位多与食管的病变位置相吻合。

（2）咽喉部有干燥感和紧迫感。

常感到吞咽食物不顺畅，并有轻微疼痛，有干燥、发紧的感觉。特别是在吞咽干燥或粗糙食物时，干燥、发紧的感觉更为明显。另外，这种症状的发生与情绪波动也有关，脾气暴躁也会导致食管发紧，影响食欲，引发食管癌。

（3）吞咽食物时有哽噎感。

在食管癌的早期阶段，由于病变常表现为局部小范围食管黏膜充血、肿胀、糜烂、表浅层溃疡和小斑块病变，当食物通过时，就会出现吞咽不适或吞咽不顺的感觉。如果病情进一步发展，就会出现哽噎感，多半是因为吞服类似烙饼、干馍或其他不易彻底嚼碎的食物时才会发现。

（4）食物通过缓慢并有停留感。

常有食管口变小、食物下咽困难并有停留的感觉，这些症状只出现在吞咽食物时，进食之后即消失，且与食物的性质没有关系，甚至在饮水时也有烧灼的疼痛。

（5）胸骨后有闷胀不适感。

只能隐约地感到胸部不适，既不能指出不适部位，也难以叙述不舒服的具体情况。只是感到胸骨后不适，轻重不等，多出现在下咽食物时，食后减轻或消失，也可以为持续性隐痛。

（6）胸骨后疼痛感。

这种表现在早期食管癌患者中比较多见。常在咽下食物时胸骨后有轻微疼痛，并能感觉得到疼痛的部位。疼痛的性质可为烧灼样痛、针刺样痛、牵拉摩擦样痛。疼痛的轻重与食物的性质有关，吞咽粗糙、热食或有刺激性的食物时，疼痛比较重；吞服流质、温热的食物时，疼痛比较轻。吞咽食物时疼痛，进食后又有所减轻甚至消失。这种症状大多可用药物治疗，暂时获得缓解，但数日或数月后病情又会复发，且反复出现，存在较长时间。

7. 如何预防食管癌？

食管癌的发生与很多因素有关，如营养不良、食入有害物质等。那么，我们应该如何有效预防食管癌呢？

（1）远离亚硝胺与霉菌。

亚硝胺与食管癌的关系密切，霉菌能增强亚硝胺的致癌作用。远离亚硝胺和霉菌要减少或避免食用隔夜蔬菜，腐烂水果，发霉的粮食，市售的咸鱼、咸肉和腌菜，以及煎、炸、烤的食物；饮水要注意水源，自来水也要防止被污染，否则也会导致食管癌。

（2）禁烟、限酒。

吸烟的致癌面广，可引起消化系统、呼吸系统、泌尿系统的癌症。长期大量饮酒难免不食入致癌物。有的酒含有亚硝胺、黄曲霉毒素等致癌物，还有醛、醇等间接致癌物。

（3）改善营养不良。

营养不良与食管癌有关系。蛋白质缺乏会出现食管黏膜增生，容易恶变；脂肪缺乏影响必需脂肪酸和脂溶性维生素的吸收，降低免疫功能。预防食管癌，要多吃新鲜蔬菜和水果，前者不能代替后者，因烹调中常破坏大量维生素和微量元素；提倡饮茶，绿茶能防癌，并对心血管病等有利，但不主张豪饮，最好是品尝，少量多次地饮于体内，当妊娠、哺乳、发热、出血和患胃肠病时则不建议饮用。

（4）补充微量元素。

食管癌患者常缺乏铁、钼、锌、锰、硒等微量元素和维生素 A、维生素 B_2、维生素 C，阿司匹林能预防食管癌，故高危人群可在医师的指导下，补充相关的微量元素、维生素和药物。

（5）忌吃粗糙、过烫食物，细嚼慢咽。

食物过烫、过于粗糙以及进餐太快会使食物不能进行充分的咀嚼，颗粒粗糙、温度较高的饭菜很容易损伤本身就很脆弱的食管黏膜上皮，使其破溃，进而发生形态学改变而致癌。

（6）积极诊治一般食管疾病。

食管炎、白斑、息肉、憩室、贲门失弛缓症等食管疾病，由于组织学改变、功能变异、局部受刺激，容易恶化形成癌症。一定要密切观察、积极治疗和采取有效预防措施。每年做 1 次胃镜检查，是发现早期食管癌至关重要的手段。

8. 食管癌的治疗方式有哪些?

（1）外科治疗。

外科治疗可采用开放性手术和微创手术。

经胸食管切除术是开放性手术，是治疗食管癌的常用术式，其在改善患者病情、清除淋巴结方面可发挥一定的效果。经胸食管切除术的切口较大，易对患者机体造成较大创伤，且术后易引发较多的并发症，不利于患者术后恢复。

经膈肌裂孔食管癌切除术是临床上治疗食管癌较为常用的一种微创手术方式，相对于经胸手术而言，无需开胸即可在颈部行食管吻合处理，可降低胸腔内吻合口瘘的发生率。对于浅表及无淋巴结转移的食管癌患者较为适用。

（2）非外科治疗。

非外科治疗主要有以下几种。

① 同步放、化疗。放疗可有效杀灭放射范围内的病灶；化疗可有效促使肿瘤缩小，有利于提高放疗的敏感性。放疗和化疗可在一定程度上发挥协同促进作用，对改善食管癌患者的治疗效果具有重要意义。

② 手术联合新辅助化疗。随着研究的深入，临床上逐渐将手术联合新辅助化疗应用于食管癌的治疗中，术前给予患者新辅助化疗可促使肿瘤缩小，对达到局部控制效果、改善手术效果具有重要意义。

③ 生物治疗。该治疗方式主要是通过利用、激发机体的免疫反应，从而达到抑制、杀灭细胞的效果，对于多发病灶以及具有广泛转移的恶性肿瘤患者较为适用。

④ 靶向治疗。靶向治疗是一种融合了多学科、多技术的全新治疗手段，对于不适合手术治疗的中、晚期肿瘤患者较为适用。曲妥珠单抗、西妥昔单抗、帕尼单抗、贝伐珠单抗均为目前研究中的靶向治疗药物。

⑤ 内镜下光动力疗法。光动力疗法属于内镜消融治疗的一种，也称光敏疗法，主要是利用光敏剂对肿瘤组织的亲和力，在激光照射下产生光敏效应，进而将肿瘤细胞杀灭的一种治疗方式。

⑥ 食管内支架治疗。1983 年，弗里姆伯格应用膨胀金属螺旋管治疗恶性食管狭窄，并取得了成功，为晚期食管癌患者的治疗提供了新思路、新途径。随着研究的不断深入，国内研制的金属支架也逐渐增多，并具有较好的特性，这也为解决食管癌患者临时进食问题提供了帮助。

9. 影响食管癌预后的因素有哪些?

食管癌早期症状易被忽略，所以超过 50% 的患者在确诊时都已经是中、晚期了，预后通常很差，局部进展期食管癌手术后的 5 年生存率为 20% 左右，晚期患者的自然病程仅 6～10 个月。影响食管癌预后的因素很多，其中以临床分期、病理类型、肿瘤部位、治疗方法等为主要因素。

① 临床 TNM 分期的作用最关键。在诸多影响生存的因素中，TNM 分期能较全面地反映肿瘤浸润的广度和深度，是判断预后的主要依据。我国学者曾报告 9 107 例食管癌外科手术后 5 年生存率与不同分期的差异，Ⅰ、Ⅱ、Ⅲ、Ⅳ期食管癌的 5 年生存率分别为 90%、50%、35.8% 和 16.9%。由于大多数的食管癌在诊断时已为晚期，即使能行手术治疗，其 TNM 分期也较晚。根据病变的侵犯深度和淋巴结受侵情况能很准确地判断其预后。早诊断和早治疗是提高食管癌生存率的关键。

② 病理分化和组织分型。食管癌的病理分化程度和预后密切相关。分化程度的高低与肿瘤浸润的深度和淋巴结转移情况关系密切，这些因素对预后的影响是一致的。食管癌的病理组织分型主要有鳞癌、腺癌、小细胞癌、类癌等，在我国，鳞癌占90% 以上，其次为腺癌。虽有报告认为腺癌的生存率低于鳞癌，但一般无显著性差异。低分化小细胞癌的预后最差，生存期较其他病理类型的食管癌低。

③ 肿瘤的大小。食管癌肿瘤的大小直接关系到手术的切除率，生存率与肿瘤的大小呈负相关。

④ 治疗方式。近年来，人们越来越关注食管癌的多学科综合治疗（MDT），单一治疗方式的生存期远不及综合治疗手段，

这已在癌症治疗领域形成共识。很明显，对不同时期的食管癌所采取的治疗方式将决定食管癌的预后。手术治疗依然是早期食管癌首选的治疗方式，但随着手术技术的提高，近年来晚期食管癌切除病例增多，切缘残留会影响预后，这就需要放、化疗的联合治疗来进一步改善患者的生存期。

10. 食管癌患者术后如何进行营养康复？

食管癌患者术前多有营养不良、体重减轻等症状，手术相对复杂、创伤较大，加之术后并发症较多，康复时间比其他胸部疾病的手术慢，在有限住院期间内往往不能达到 100% 营养康复。在住院期间，医生一般优先关注并发症的发生及处理。循证医学证据表明，术后营养状态是食管癌术后生存率的重要影响因素。而营养康复是一个长期的过程，需要出院后由患者及其家属在家庭或社区中进行。

（1）术后的饮食原则。

① 少食多餐，细嚼慢咽。食管癌患者术后因为消化道有改变，重建后的消化道容量显著缩小，储存食物的功能减弱，容易产生饱腹感。因此，建议患者将原本 3 顿饭的量分成 5 顿吃，每顿的量相应减少，以适应手术后的消化能力减弱。此外，手术后消化道的蠕动能力减弱，很多患者术后都有不同程度的吞咽缓慢的症状，因此建议患者将食物在口腔中多多咀嚼，缓慢吞下，两口饭之间间隔时间长一些，防止吃得太多、太快而出现食物噎住的现象。

② 营养均衡，预防反流。食管癌患者术前因长期进食困难、术后消耗较大、胃口不佳，加之一些患者家属自认为有很多忌口的食物而不吃，大部分患者营养状况都很差。要想康复快，充足

的营养是关键。因此，建议患者各类食物都要吃，保障营养均衡，鸡、鸭、鱼、肉、蛋、蔬菜、水果、牛奶都可以吃，必要时还要通过其他途径额外补充营养。此外，术后为了防止患者出现反流症状，建议饭后不要蜷坐，睡前 2 小时左右不要进食，睡觉时上半身垫高一些。

（2）出院后的营养康复。

① 出院后 1 ~ 2 周。患者出院前一般已经开始进食半流质了，不过时间尚短，一般进食半流质 1 ~ 2 天就出院了，胃肠道还需要一段时间来适应。这段时间内饮食主要以半流质为主，主食为粥、烂糊面、小馄饨、婴幼儿米糊等，辅食为切碎的蔬菜（粗纤维蔬菜尽量少吃，如芹菜、竹笋等）、切碎的肉、肉松、炖蛋等。每天尽量吃 5 顿，每顿至少半碗（普通小碗）。如果一顿进食量很少，建议一天加 2 ~ 3 顿牛奶或营养奶粉用以补充营养。

需要注意的是，本阶段仍有可能发生吻合口漏，如有发热、胸痛等请立即禁食，及时就医。

② 出院后 3 ~ 5 周。这个阶段的胃肠道功能已经在逐步恢复中，适应能力逐步加强，是过渡到正常饮食的阶段，本阶段也是吻合口愈合的成熟期。主食从半流质逐渐过渡到米饭、馒头等正常饮食。需要注意的是，米饭或馒头应逐步加量，避免突然加量出现胃肠道不适感。辅食同样逐渐过渡到正常饮食，不必切碎，但仍避免进食大量粗纤维食物。根据化验结果，如存在营养不良，继续每天加 2 ~ 3 顿牛奶或营养奶粉。

需要注意的是，本阶段后多数患者需要开始进行术后辅助治疗，营养状态如果好转能够提高放、化疗的耐受性，减少放、化疗副反应，所以应特别关注。

③ 出院 5 周以后。患者已经能够正常饮食了，不需要特殊

准备食物，可与家属共同用餐。但多数仍在放、化疗阶段的患者，放、化疗可能会影响食欲，可以应用一些开胃药物或食物，如果肠内营养管未拔除，可以注入流质食物。营养仍需要加强及关注，直到放、化疗结束。

此外，此阶段吻合口愈合以瘢痕增生为主，应避免长期半流质或流质饮食，以防吻合口狭窄。

11. 食管癌患者如何进行心理调节?

食管癌患者容易产生恐惧、抑郁、焦虑、愤怒、病耻感等情绪，表现在身体上就是神经内分泌功能紊乱和相关系统、器官、组织乃至细胞功能失调，会降低患者的综合抗病能力。特别是免疫功能的降低，是影响疗效、导致病情恶化、复发和转移的主要原因之一。如果患者情绪乐观，积极配合治疗，正确认识疾病，能延长生存期，提高生存质量。

食管癌患者要正确面对食管癌，要知道逃避只能暂时缓解内心的痛苦，要积极面对疾病，当积极地关注当下，恐惧和焦虑就会渐渐分散；要学会寻求支持与帮助，每个人都需要他人的支持与帮助，同时也会去帮助别人，主动寻求帮助和支持不代表懦弱，而是获得更多的资源的途径；顺其自然，任何伤口都需要时间去愈合，心理疗伤也需要一个过程，学会顺其自然，带瘤生存，行动就会变得自然，内心也会获得平静。

那么食管癌患者具体该怎么做呢? 一是转移注意力，不要一个人独自承受不幸。人在独处时更容易胡思乱想，所以要坚持参加社交活动，或和朋友保持联系，适时宣泄自己的不良情绪。二是学会与癌症相处，如果把自己当成癌症受害者，多彩的生活将会变成黑白两色。癌症只是疾病中的一种，任何疾病，哪怕是感冒、发烧，如果没有及时合理处置都可能有生命危险。我们的目标不一定是要完全消除癌症，而是要学会有效管理它，减轻它带来的压力。把癌症视为重新生活的契机，规律作息，定期复查，变成一个懂得欣赏生活的人，变得更爱护自己，开始珍惜当下的生活，多一点勇气去面对现实。三是将不良情绪合理宣泄出来。向家人、朋友、医护人员诉说，尽可能回归社会，在身体条件允许的情况下尽可能多去大自然中活动，避免自责，活在当下，用"过好每一天"的态度应对癌症。

第十二篇

>>> 宫颈癌

1. 宫颈是什么样的?

子宫是孕育胚胎、胎儿和产生月经的器官。子宫分为子宫体和宫颈两部分。

宫颈形态呈圆柱状,位于子宫下部。子宫体与宫颈的比例因年龄和卵巢功能而异,青春期前为1:2,生育期妇女为2:1,绝经后为1:1。

宫颈内腔呈梭形,称为宫颈管,成年妇女长2.5~3.0 cm,其下端称为宫颈外口,通向阴道。宫颈以阴道为界,分为上、下两部,上部占宫颈的2/3,两侧与子宫主韧带相连,称为宫颈阴道上部;下部占宫颈的1/3,伸入阴道内,称为宫颈阴道部。未产妇的宫颈外口呈圆形;经产妇受阴道分娩影响形成横裂,将宫颈分为前唇和后唇。(图18)

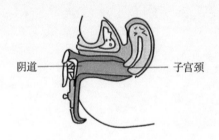

阴道 —————— 子宫颈

图18　暴露宫颈示意图

宫颈主要由结缔组织构成,含少量平滑肌纤维、血管及弹力纤维。宫颈管黏膜为单层高柱状上皮,黏膜内腺体分泌碱性黏液,形成黏液栓堵塞宫颈管。黏液栓成分及性状受性激素影响,发生周期性变化。宫颈阴道部由复层鳞状上皮覆盖,表面光滑。宫颈外口柱状上皮与鳞状上皮交接处是宫颈癌的好发部位。

2. 你了解宫颈癌吗?

宫颈癌是发生在宫颈部位的恶性肿瘤（图 19），严重威胁我国女性健康，是我国 15 ~ 44 岁女性中的第三大高发癌症，第二大高死亡癌症。人乳头瘤病毒（HPV）感染是引起宫颈癌的主要病因，多数 HPV 感染不发展成为宫颈癌，可以在 9 ~ 16 个月被清除。间隔半年的 2 次 HPV 阳性为 HPV 持续感染，28% 的持续感染者在 2 年内发展为低级别病变；70% 的持续感染者在 4 年内发展为高级别病变；高级别病变可进一步发展为原位癌，最后再发展为浸润癌。因此，宫颈癌是由癌前病变逐步发展而来的，是目前唯一病因明确、可以预防的恶性肿瘤。

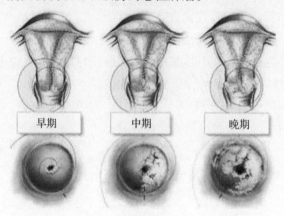

图 19 宫颈癌的病变过程

3. 宫颈癌的危险因素有哪些?

宫颈癌与 HPV 感染、多个性伴侣、吸烟、性生活过早（＜16 岁）、性传播疾病、社会经济地位低下、口服避孕药和免疫抑制剂等因素相关。

（1）HPV感染。

目前已知HPV共有160多种亚型，40余种与生殖道感染有关，其中，与宫颈癌发病密切相关的亚型称之为高危型，其他不致癌的亚型被称为低危型。

① 高危型HPV：可以导致女性宫颈癌、阴道癌和会阴癌。

② 低危型HPV：不致癌，但可能会导致赘生物。

通常，80%~90%的女性在一生中会感染HPV，大部分能自动清除，但高危型HPV持续感染可能会引起癌前病变，如果病变不治疗可能会进展为宫颈癌。在高危型HPV中，16型和18型属于"头号通缉犯"，它俩导致的宫颈癌占HPV感染相关宫颈癌的70%。接种HPV预防性疫苗可以实现宫颈癌的一级预防。

（2）性行为及分娩次数。

多个性伴侣、初次性生活<16岁、早年分娩、多产与宫颈癌发生有关。与患有阴茎癌、前列腺癌或与其性伴侣曾患宫颈癌的男子有性接触的女性，也易患宫颈癌。

（3）吸烟。

吸烟可增加宫颈癌的发病风险。

4. 哪些人群容易患宫颈癌？

根据世界卫生组织推荐，30~65岁的女性应进行宫颈癌及其癌前病变的筛查，有HIV感染、器官移植、长期应用皮质醇激素的高危女性，其筛查的起始年龄应提前。由于HPV感染在年轻女性中普遍存在，且大多数为暂时性的，可自行消除，所以对年轻女性特别是青春期女性不推荐将HPV检测作为筛查方法。

5. 怎样预防宫颈癌？

（1）建立健康的生活方式。

掌握防癌相关知识，多运动，戒烟，减少性伴侣，注意性行为安全，避免过早进行性生活。

（2）定期体检。

如进行 HPV 筛查和液基薄层细胞学检查（TCT），可发现癌前病变，做到早发现、早诊断、早治疗，尽早阻断病情继续向宫颈癌进展，从而预防宫颈癌的发生。

（3）接种 HPV 疫苗。

可根据自身情况选择二价、四价或九价疫苗，通过预防性接种阻断 HPV 感染，从而预防宫颈癌的发生。HPV 疫苗不能保护所有亚型所致相关肿瘤或疾病，因此接种 HPV 疫苗的女性仍应进行常规宫颈癌筛查。

（4）及时就医。

有性生活的女性如出现月经异常、阴道异常出血等症状，要及时去正规医院就医检查。

6. 你了解 HPV 疫苗吗？

HPV 疫苗的全称为人乳头瘤病毒疫苗，接种 HPV 疫苗是宫颈癌的一级预防措施，能阻断 HPV 的感染，从而有效预防宫颈癌。目前全球有三种 HPV 疫苗。

① 二价 HPV 疫苗可以预防 16 型、18 型 HPV 的感染，能够有效预防宫颈癌。适种人群：9 ~ 45 岁女性，即满 9 周岁可以开始接种第一剂，满 46 周岁后不能再接种。

② 四价 HPV 疫苗可以预防 16 型、18 型、6 型、11 型 HPV 的感染，增加的两种低危型 HPV 能更早预防尖锐湿疣等疾病的发生。适种人群：9～45 岁女性，即满 9 周岁可以开始接种第一剂，满 46 周岁后不能再接种。

③ 九价 HPV 疫苗可以预防 6 型、11 型、16 型、18 型、31 型、33 型、45 型、52 型、58 型 HPV 的感染。适种人群：9～45 岁女性，即满 9 周岁可以开始接种第一剂，满 46 周岁后不能再接种。

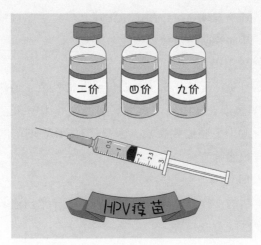

7. 接种 HPV 疫苗前有必要进行 HPV 检测吗?

接种 HPV 疫苗前不需要进行 HPV 检测，但是如果怀疑自己已经感染了 HPV，可以自愿前往医院进行检测。若发现有宫颈病变，可康复后再接种，因为 HPV 疫苗只能预防 HPV 感染，并不能治疗 HPV 感染。

8. 有过性生活的女性接种 HPV 疫苗还有用吗?

有用,有性生活不代表就有 HPV 的感染,没有 HPV 感染和没性生活者的接种效果是一样的。

9. 感染过 HPV 或有过宫颈癌病变的女性,治愈后还需要或者说还能接种 HPV 疫苗吗?

自然感染产生的抗体不足以对抗再次感染,因为自然感染是细胞免疫,而疫苗注射是体液免疫,后者产生的抗体滴度更高。因此,治愈后是可以接种疫苗的,而且接种疫苗可以减少疾病的复发率,疫苗也可以预防其他未感染过的 HPV 亚型。

10. 什么时候接种 HPV 疫苗效果最好?

HPV 疫苗应尽早接种。我国女性有 17 ~ 24 岁和 40 ~ 44 岁两个 HPV 感染高峰,因此只要在 9 ~ 45 岁内接种 HPV 疫苗,都可以起到很好的保护作用。

世界卫生组织建议,9 ~ 14 岁及无性生活史的女性为 HPV 疫苗的首要接种对象,并且青少年容易激发更好的免疫反应。因此,为了达到最佳预防效果,应尽早接种,而不是一味追求高价疫苗,从而延误最佳保护时机。

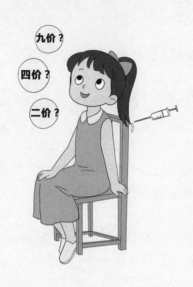

11. 接种 HPV 疫苗后的保护时限有多久?

HPV 疫苗接种后的保护时限目前尚未完全确定。二价、四价和九价 HPV 疫苗已在全球范围内广泛应用,从 HPV 疫苗上市以来,对疫苗的保护效果也一直在随访中。目前的临床研究表明,HPV 疫苗安全且具有高度免疫原性,在免疫持久性和长期保护方面,都有不错的表现。但是其究竟能保护多少年,还有待进一步的随访验证。同时,个体的差异性也会使疫苗的保护效果不尽相同。

12. 接种了 HPV 疫苗还需要进行宫颈癌筛查吗?

接种了 HPV 疫苗也需要进行宫颈癌筛查。建议 30 岁以上已婚女性定期进行宫颈癌筛查。疫苗只是一级预防,宫颈癌筛查是二级预防,不能互相代替。宫颈癌是可以通过定期筛查早发现、早治疗并改变预后的疾病。接种 HPV 疫苗可以使宫颈癌的发病率降低，但并不能完全避免宫颈癌的发生。通过筛查可以发现宫颈的癌前病变，而由癌前病变发展到宫颈癌的进程是比较缓慢的，一般需要 8～10 年。所以，当我们通过筛查发现其癌前病变时，就可以采取相应的措施予以处理，使疾病止步于癌前，从而避免宫颈癌的发生以及其对生命的危及。

13. 宫颈癌有哪些症状？

宫颈癌早期常无明显症状和体征，随着疾病的进展可出现以下表现。

（1）阴道流血。

早期多为接触性出血，即性生活或妇科检查后阴道流血；后期则为不规则阴道流血。出血量多少与病灶大小、是否侵犯间质内血管有关，若侵犯大血管可引起大出血。年轻患者可表现为经期延长、周期缩短、经量增多等，老年患者常诉绝经后不规则阴道流血，宫颈癌合并妊娠者常因阴道流血而就医。一般外生殖型癌出血较早、量多，内生型癌出血较晚。

（2）阴道排液。

多数患者有白色或血性、稀薄如水样或米泔样排液，并伴有腥臭味。晚期癌组织坏死继发感染时则出现大量脓性或米泔样恶臭白带。

（3）累及其他组织、器官的特异性表现。

宫颈癌根据癌灶累及范围可出现不同的继发性症状。病变累及盆壁、闭孔神经、腰骶神经等，可出现严重持续性腰骶部或坐骨神经痛；病变侵犯膀胱或直肠，可出现尿频、尿急、便秘等；癌肿压迫或累及输尿管时，可引起输尿管梗阻、肾盂积水及肾功能衰竭；盆腔病变广泛时，可因静脉和淋巴回流受阻，导致下肢肿痛。宫颈癌晚期还可有贫血、恶病质等全身衰竭症状。

14. 宫颈癌如何筛查？

宫颈癌主要做 TCT 和 HPV 两项筛查。TCT 叫做液基薄层细胞学检查，是从细胞层面上看宫颈上皮脱落细胞中有没有癌变的细胞。当两者阳性的时候，特别是 TCT 见到一些不典型、有严重病变细胞，就需要进一步筛查，即在阴道镜指示下做活检，确认宫颈是否发生严重病变或癌变。

因此，宫颈癌筛查基本要经过两个阶段。首先要同时做 TCT 和 HPV 的筛查，根据阳性结果，再决定是否进行阴道镜指示下的活检送病理明确诊断。

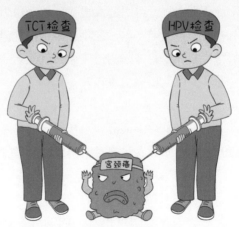

TCT 和 HPV 筛查建议适用于大多数女性。

① 25～29 岁：每 3 年进行 1 次 TCT 筛查（无性生活者不需要做）。

② 30 ~ 64 岁：每 5 年进行 1 次"TCT + HPV"联合筛查或每 3 年进行 1 次 TCT 筛查。

③ 65 岁以上：如果在过去 10 年中没有异常的 TCT 筛查或 HPV 筛查结果，则可不需要更多筛查。

15. 宫颈癌筛查需要注意什么？

① 在非月经期进行，最好在月经结束后 3 ~ 7 天内做。

② 宫颈癌筛查前 2 天不要发生性行为。

③ 宫颈癌筛查前 1 天不要冲洗阴道，更不要使用阴道棉、阴道栓剂、局部使用避孕药膏。阴道内诊需要等宫颈癌筛查做完后再做。

④ 已患有妇科炎症者，需要等治愈后再做宫颈癌筛查，以免结果不准确。

16. 如何诊断宫颈癌？

早期病例的诊断应采用"TCT + HPV"联合筛查、阴道镜检查、宫颈活组织病理检查的"三阶梯"程序，确诊依据为组织病理学诊断。确诊后根据具体情况选择胸部 X 射线或 CT 平扫、静脉肾盂造影、膀胱镜检查、直肠镜检查、超声检查及盆腔或腹腔增强 CT 或 MRI、PET-CT 等影像学检查评估疾病分期。

17. 宫颈癌需要与哪些疾病进行鉴别诊断？

宫颈癌主要依据宫颈活组织病理检查，与有类似临床症状或体征的各种宫颈病变进行鉴别。鉴别内容包括：宫颈良性病变，如宫颈柱状上皮异位、宫颈息肉、宫颈子宫内膜异位症和宫颈结核性溃疡等；宫颈良性肿瘤，如宫颈管肌瘤、宫颈乳头瘤等；宫颈转移性癌等。

18. 如何治疗宫颈癌？

根据临床分期、患者年龄、生育要求、全身情况、医疗技术水平及设备条件等，综合考虑制订适当的个体化治疗方案，采用以手术治疗和放疗为主、化疗为辅的综合治疗方式。

（1）手术治疗。

手术治疗的优点是年轻患者可保留卵巢及阴道功能，主要用于早期宫颈癌（ I A ~ II A 期)、无严重内外科合并症、无手术禁忌证者。

（2）放疗。

适用于部分 I B$_2$ 期和 II A$_2$ 期及 II B ~ IV A 期的患者。放疗的优点是疗效高、危险少；缺点是个别患者对放疗不敏感，并可能引起放射性直肠炎、膀胱炎等并发症。

（3）化疗。

主要用于宫颈癌病灶 >4 cm 的术前新辅助化疗，放、化疗同步并增强放疗的敏感性，不能耐受放疗的晚期或复发转移患者的姑息治疗。常采用以铂类为基础的联合化疗，常用的药物有顺铂、卡铂等。

19. 宫颈癌的预后如何？

宫颈癌的预后与临床分期、病理类型等密切相关，有淋巴结转移者预后差。治疗后 2 年内应每 3~6 个月复查 1 次；3~5 年内，应每 6 个月复查 1 次；第 6 年开始每年复查 1 次。随访内容包括妇科检查、阴道脱落细胞学检查、胸部 X 线摄片、血常规及宫颈鳞状细胞癌抗原（SCCA）、超声、CT 或 MRI 等。

20. 宫颈癌的术后康复需要注意什么？

① 术后预防尿潴留。尿潴留是宫颈癌子宫切除术后常见的并发症之一，其主要表现为患者拔除导尿管后不能自行排尿或排尿后膀胱残余尿≥100 mL。为预防尿潴留的发生，术后可适当进行盆底肌肉锻炼（凯格尔运动），以促进自主排尿功能恢复。

② 术后恢复期注意饮食，忌食刺激性食物，如辣椒、花椒等，不吃腌制及烟熏火烤的食物，尤其是烤煳焦化了的食物。忌高脂肪饮食，如油炸、油煎类食物，肥肉等油腻性食物。不抽烟、不喝酒，烟草中含有多种致癌物质。少食用高甜度食物（如巧克力等），过多的甜食会在体内发酵、产酸，易引起胃肠不适。少食用含有激素成分的补品或含有雌激素的美容保健品。少食用以含激素类成分饲料喂养的水产及家禽等食物。主食以五谷杂粮为主，多吃新鲜蔬菜和水果，增强抗病能力。

③ 术后应尽早活动，避免长时间卧床。术后当天可适当在床上进行翻身等运动；术后 1~2 天可在医护人员指导下及早下床活动，以促进胃肠功能恢复，预防压疮和静脉血栓形成；术后 4 周左右可开始正常活动，为避免下肢淋巴水肿，术后较长时间内应避免久坐、久站等。

④ 做了保留子宫手术的患者，因宫颈伤口未完全愈合，应

遵医嘱决定何时恢复性生活。做了子宫切除手术的患者，一般术后 3～6 个月或遵医嘱恢复性生活。

⑤ 积极恢复正常的社会和家庭活动。正确认识疾病，积极调整心态，放松心情。

第十三篇

>>> 其他类型肿瘤

1. 脑肿瘤是什么?

脑肿瘤就是人们常说的"脑癌"。脑肿瘤分两大类,即大脑、小脑、脑干等脑组织内的脑内肿瘤和脑膜、神经、垂体等组织的颅内脑外肿瘤。脑肿瘤可发生于任何年龄段,以20～50岁人群最为多见。

目前,我国常见的脑内肿瘤有胶质瘤、淋巴瘤和继发于身体其他部位肿瘤的脑转移瘤,大多数为恶性肿瘤;脑外肿瘤有脑膜瘤、神经鞘瘤、垂体瘤、颅咽管瘤等,大多数为良性肿瘤。

脑肿瘤发病机制尚不明确,但以下几类人群容易得脑肿瘤,需要重视。

① 长时间接受电离辐射者。电离辐射会诱发脑肿瘤,如颅内和头颈部肿瘤患者接受放射治疗,多年后在照射区可发生纤维肉瘤和脑膜瘤。

② 有家族发病倾向的脑肿瘤患者的直系亲属。有家族发病倾向的脑肿瘤包括神经纤维瘤、血管网状细胞瘤和视网膜母细胞瘤等。

③ 患有颅外肿瘤者容易得脑转移瘤。

④ 患有艾滋病、有器官移植史、老年人及免疫力低下者容易得颅内淋巴瘤。

⑤ 致瘤病毒感染和长期接触致癌物有可能诱发脑肿瘤,如职业性接触离子及非离子射线等物理因素,或接触苯及其他有机溶剂、润滑油、丙烯腈、氯乙烯、甲醛、多环芳香烃、苯酚和酚化合物等化学因素。

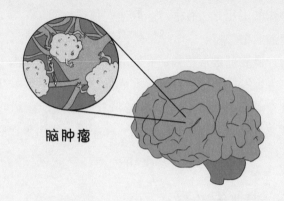

脑肿瘤

2. 脑肿瘤如何诊断和治疗?

依靠详细的病史和可靠的查体,以神经解剖、神经生理和各种疾病发展规律的诊断为基础,进行客观的综合分析,可对是否患有脑肿瘤作出初步判断;再根据病史和神经系统检查的提示进一步选择辅助检查手段。

目前,脑肿瘤主要通过脑部 CT 和 MRI 来进行诊断。平扫 CT 最适合脑肿瘤筛查,耗时短,且费用不高。如果平扫 CT 发现异常,再做增强 CT 或 MRI 来确诊。MRI 能清晰地显示脑肿瘤的大小、位置、形态及其与神经、血管的关系,是诊断脑肿瘤最主要的检查方法。但是,MRI 不能显示脑肿瘤钙化和邻近骨质改变;相反,CT 能清楚地显示钙化和骨质改变,这对判断脑肿瘤性质和制订手术方案非常重要。因此,CT 和 MRI 是相辅相成的,不能完全相互替代。另外,颅骨 X 线平片可以反映累及颅骨的颅脑病理改变;脑血管造影不能作为脑肿瘤的常规诊断手段,但可用于术前评估肿瘤同重要血管的解剖关系和肿瘤血供,或用于术前栓塞及鉴别诊断。

脑肿瘤的治疗方法有手术、放疗（包括γ刀、X刀、射波刀等立体定向放射治疗）、化疗、靶向治疗和电场治疗等。其中，手术是治疗脑肿瘤最常用且最有效的方法。良性肿瘤大多可以手术治愈；恶性肿瘤手术治疗可缓解症状，并为术后放、化疗提供病理学甚至分子病理学依据。电场治疗是脑胶质瘤治疗的新技术。少数良性肿瘤可观察随访，等到肿瘤增大或出现症状时再考虑治疗。

3. 脑肿瘤有哪些预警信号？

如果出现下列症状，须警惕脑肿瘤。

① 头痛，常为发作性，可随肿瘤生长而进行性加重，清晨或睡眠时为重，常因用力、打喷嚏、咳嗽、低头、大便加重。头痛严重时伴有呕吐，呈喷射状，呕吐后头痛有暂时好转。如果头痛时伴有一侧肢体麻木无力或语言障碍，更不能大意。

② 视觉障碍，表现为视敏度明显下降，注视时某个方向看不清或看不见，两眼外侧余光变窄，行走时容易撞人撞物；还可以表现为视物重影、向某一个方向注视时明显。视觉障碍不同于近视和老花。

③ 头晕、记忆力下降与性格改变。这些症状常见于脑血管疾病、阿尔茨海默病，甚至被认为是人老了的正常现象，但这些症状也是脑肿瘤的常见症状。

④ 癫痫发作，表现为发作性的意识丧失、肢体抽动、口吐白沫等，每次发作持续数秒至数分钟不等。

⑤ 肢体麻木无力、失语。一侧肢体无力，常常逐渐加重，可以伴有麻木，休息后不能缓解；失语表现为能听懂别人说话，自己说不出来，或听不懂别人说话，或叫不出常用物品的名称

（如勺子、筷子）等。

⑥ 行走不稳，常伴有眩晕感，闭目加重，行走直线困难，活动后容易出现恶心呕吐，类似晕车、晕船的感觉。

⑦ 持续不可逆性的嗅觉减退或丧失（嗅觉减退），或在没有异常味道的环境里能闻到怪味道（幻嗅）。

⑧ 单侧耳鸣及随后出现缓慢加重的耳聋，伴或不伴头晕和行走不稳。

⑨ 内分泌功能紊乱，常见于垂体瘤，女性表现为停经、泌乳或不孕，男性表现为性功能减退或不育，成人表现为肢端肥大症，儿童表现为巨人症等。

⑩ 缓慢加重的饮水呛咳、声音嘶哑和吞咽困难。

出现上述症状一定要做必要的检查，尤其是症状逐渐加重、常规药物治疗效果不好时更应该到神经外科就诊，排除脑肿瘤。

4. 脑肿瘤能预防吗?

脑肿瘤一定程度上可以预防。

① 一级预防，即病因预防，包括减少手机辐射、职业性接触离子及非离子射线时做好防护、不吃霉变食品、避免致瘤病毒感染及长期接触致癌物等。

② 二级预防，即针对高风险人群进行定期筛查，做到早发现、早诊断、早治疗。若为肿瘤患者，积极规范化治疗原发肿瘤能一定程度上预防脑转移瘤的发生。

③ 三级预防，即针对脑肿瘤患者的康复治疗和防止复发，包括完成规范化治疗、定期随访复查、早期功能锻炼及康复治疗、早期预防并发症发生等。

5. 膀胱癌发生的病因及危险因素有哪些?

膀胱癌是指发生在膀胱黏膜上的恶性肿瘤,是泌尿系统最常见的恶性肿瘤,也是全身十大常见肿瘤之一。膀胱癌可发生于任何年龄段,甚至于儿童时期。其发病率随年龄增长而增加,高发年龄段为 50 ~ 70 岁。男性膀胱癌发病率为女性的 3 ~ 4 倍。

膀胱癌的致病危险因素既有内在的遗传因素,又有外在的环境因素。较为明确的两大致病危险因素是吸烟和长期接触工业化学产品。

吸烟是目前最为明确的膀胱癌致病危险因素,30% ~ 50% 的膀胱癌由吸烟引起,吸烟可使膀胱癌的患病风险增加 2 ~ 4 倍,膀胱癌的患病风险与吸烟的数量和持续时间成正比。

另一重要的危险因素是长期接触工业化学产品,职业因素是最早获知的膀胱癌致病危险因素,约 20% 的膀胱癌是由职业因素引起的,包括从事纺织、染料制造、橡胶化学、药物制剂和杀虫剂生产、油漆等职业。

其他致病因素包括:膀胱内长期慢性炎症刺激(细菌、血吸虫感染等);长期异物刺激(留置导尿管、结石)与膀胱鳞状细胞癌和腺癌关系密切。

有膀胱癌家族史者发生膀胱癌的危险性明显增加。

6. 膀胱癌的主要症状是什么?

血尿是膀胱癌患者最常见的临床表现,80% ~ 90% 的患者以间歇性、无痛性全程肉眼血尿为首发症状。尿色可呈淡红色或深褐色不等,多为洗肉水色,可形成血凝块。血尿出现时间及出血量与肿瘤恶性程度、分期、大小、数目、形态并不一致。

除血尿外，尿频、尿急、排尿困难和盆腔疼痛等症状为膀胱癌另一类常见表现。这些症状常与弥漫性原位癌或浸润性膀胱癌有关，而早期膀胱癌无此类症状。其他症状还包括输尿管梗阻所致腰肋部疼痛、下肢水肿、盆腔包块和尿潴留等。有的患者就诊时即表现为体重减轻、肾功能不全、腹痛或骨痛等晚期症状。

7. 膀胱癌如何诊断及预防？

膀胱癌通常依据患者病史、症状及体征，结合实验室检查、影像学检查、尿细胞学及尿肿瘤标记物检查、膀胱镜检查进行临床诊断。其中，膀胱镜是最重要的检查方法，膀胱镜下活检病理学检查是诊断膀胱癌的"金标准"。

膀胱癌的三级预防具体方法如下。

① 一级预防：去除病因，避免膀胱癌的危险致病因素如吸烟、职业暴露、慢性感染、不良饮食习惯等。吸烟者膀胱癌的发病率是不吸烟者的 4 倍，因此戒烟非常重要；多饮水可以降低膀胱癌的危险度，建议每天喝 1 600 mL 以上的水；避免长期接触工业化学产品，做好职业防护；避免膀胱内长期慢性炎症刺激、长期异物刺激。减少长期摄入大量脂肪、胆固醇、油煎食物和红肉，不要长期饮用砷含量高的水和氯消毒水、咖啡、人造甜味剂等。

② 二级预防：早发现、早诊断、早治疗。一旦发现膀胱癌相关症状，须及时就医。

③ 三级预防：综合治疗，减少并发症的发生，改善膀胱癌患者的生活质量，提高生存率。

8. 你了解淋巴瘤吗?

淋巴瘤是一组起源于淋巴造血系统的恶性肿瘤的总称,是我国常见恶性肿瘤之一。我国淋巴瘤的发病率增长较快,每年发病人数约为 10.15 万,发病率为 5.56/10 万;死亡人数为 4.70 万,死亡率为 2.47/10 万。而且地域之间、城乡之间的发病率、死亡率差异明显。

淋巴瘤主要发生于淋巴器官和淋巴组织,可分为霍奇金淋巴瘤(HL)和非霍奇金淋巴瘤(NHL)两类,临床特点为恶性程度高、发展迅速、预后差。淋巴瘤常发生于中老年患者,也会发生于青壮年和儿童,给患者带来沉重的心理和经济负担。

目前淋巴瘤的发病原因并不明确,但总体来看,以下三种是淋巴瘤的危险致病因素。

(1)饮食因素。

据研究,不健康饮食和肥胖是淋巴瘤以及其他癌症的危险因素。其中,常吃高脂肪且高蛋白类食物,患癌风险会增大。

(2)环境因素。

长期接触致癌物质是导致淋巴瘤的常见原因之一,如甲醛含量超标的装修材料、被污染的空气和水质、大剂量的辐射、化学药品等。

(3)体质因素(免疫力下降)。

淋巴系统有一个很重要的作用是免疫。免疫力下降有可能是淋巴系统受到了侵犯。任何引起免疫力下降的原因,都是淋巴瘤的危险因素,包括类风湿关节炎(RA)、原发性干燥综合征(PSS)、系统性红斑狼疮(SLE)等自身免疫疾病,它们会增加淋巴瘤的患病风险。

另外，有研究发现，吸烟、家族肿瘤史、乙型肝炎病毒感染也是影响淋巴瘤发生的危险因素。

9. 淋巴瘤的主要临床症状有哪些?

淋巴瘤可表现为局部症状和全身症状。无痛性、进行性的淋巴结肿大或局部肿块是淋巴瘤共同的临床表现。

（1）霍奇金淋巴瘤（HL）。

HL主要原发于淋巴结，特点是淋巴结进行性肿大，多见于青年，儿童少见。主要临床症状如下。

① 淋巴结肿大。首发症状常是无痛性颈部或锁骨上淋巴结进行性肿大（占60%~80%），其次为腋下淋巴结肿大。

② 淋巴结外器官受累。少数HL患者可因浸润器官组织或因深部淋巴结肿大压迫，引起各种相应症状。

③ 全身症状。发热、盗汗、瘙痒及消瘦等全身症状较多，30%~40%的HL患者以原因不明的持续发热为起病症状，这类患者一般年龄稍大，男性较多，常有腹膜后淋巴结累及。佩-埃热是一种周期性发热方式，约见于1/6的HL患者，可伴有局部或全身皮肤瘙痒，多为年轻女性，瘙痒可为HL患者的唯一全身症状。

④ 其他。5%~16%的HL患者发生带状疱疹。饮酒后引起的淋巴结疼痛是HL患者所特有的症状，但并非每一个HL患者都是如此。

（2）非霍奇金淋巴瘤（NHL）。

NHL患者大部分以浅表淋巴结肿大为首发症状，部分患者原发于结外淋巴组织或器官，主要临床症状如下。

① 淋巴结和淋巴组织遍布全身且与单核巨噬细胞系统、血

液系统相互沟通，故 NHL 可发生在身体的任何部位，其中淋巴结、扁桃体、脾及骨髓是最易受到累及的部位，常伴全身症状。

② 症状多样性。组织器官不同，受压迫或浸润的范围和程度不同，引起的症状也不同。

③ 发病率随年龄增长而增加，男性患者比女性多；除惰性淋巴瘤外，一般发展迅速。

④ NHL 对各器官的压迫和浸润较 HL 多见，常以高热或器官、系统症状为主要临床表现，咽淋巴环病变可有吞咽困难、鼻塞、鼻出血及颌下淋巴结肿大等表现。

10. 如何预防淋巴瘤？

（1）养成良好的生活方式。

① 健康饮食：平时要多吃富含优质蛋白质的食物（如牛奶、鸡蛋、猪肝及瘦肉末等），吃一些绿色有机食物，少吃辛辣食物。不要食用被污染的食物，如被污染的水、蔬菜、水果、家禽、鱼、蛋等。

② 戒烟限酒：不吸烟，不酗酒。

③ 合理运动：运动项目因人而异，可选择跑步、球类、游泳、跳舞等有氧运动。

④ 防止反复的上呼吸道感染，严防感冒。

（2）放慢生活节奏，缓解心理或工作压力。

医学界普遍认为，压力是引发身心疲劳的重要原因之一。让生活节奏慢下来是淋巴瘤的预防措施之一。

（3）切勿经常熬夜。

因为淋巴系统是人体非常活跃的免疫系统，如果经常熬夜，身体免疫系统就无法得到休息，容易引发淋巴瘤。保证充足的睡眠时间也是淋巴瘤的预防措施之一。

（4）避免过度劳累。

已有研究表明，人到 30 岁以后，每过 10 年，心脏的排血能力就会下降 6%～8%，血压会上升 5%～6%，肌肉组织会减少3%～4%。当体力处于下降趋势时，由于身体对疲劳的调节作用差，不能及时消除疲劳，久而久之，机体的抵抗力和免疫力就会下降，某些潜伏在重要器官里的慢性疾病就会急性发作，从而损害身体免疫系统，诱发淋巴瘤。

（5）定期体检。

定期体检是以最少的付出，在最早的时间发现危及自己健康因素的最佳手段。最好每年体检 1 次。

11. 你了解卵巢癌吗?

卵巢癌是指生长在卵巢（图 20）上的恶性肿瘤。卵巢癌主要分为上皮性卵巢癌、恶性生殖细胞肿瘤及性索-间质肿瘤三大类。上皮性卵巢癌多见于绝经后女性，而恶性生殖细胞肿瘤则高发于儿童和青春期女性。大部分卵巢癌是散发的，遗传性卵巢癌约占所有卵巢癌的 15%。

在我国，卵巢癌年发病率居女性生殖系统肿瘤的第三位，位于宫颈癌和子宫体恶性肿瘤之后，呈逐年上升的趋势，而病死率位于女性生殖系统恶性肿瘤之首，是严重威胁女性健康的恶性肿瘤。

世界卫生组织国际癌症研究机构（IARC）发布的 2020 年全球最新癌症负担数据显示，2020 年中国女性新发卵巢癌患者超 5万例，死亡病例数近 4 万例，发病率与死亡率均位于女性恶性肿瘤前列。

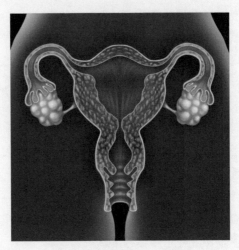

图20 卵巢的形态、位置

12. 卵巢癌的主要症状有哪些?

卵巢上皮癌多见于绝经后女性。由于卵巢深居盆腔,卵巢上皮癌早期症状不明显,往往是非特异性症状,易被忽视,具体包括腹部或盆腔部位疼痛、阴道出血、腹胀、便秘、腹泻、尿频、易疲劳等。

约2/3的卵巢上皮癌患者诊断时已是晚期。晚期卵巢上皮癌患者主要因肿块增大或盆腹腔积液而出现相应症状,表现为下腹不适、腹胀、食欲下降等,部分患者表现为短期内腹围迅速增大,伴有乏力、消瘦等症状。也可因肿块压迫出现大小便次数增多的症状。出现胸腔积液者可有气短、难以平卧等表现。

卵巢恶性生殖细胞肿瘤常见于年轻女性,临床表现与上皮癌有所不同,早期即出现症状,除腹部包块、腹胀外,常可因肿瘤内出血或坏死感染而出现发热,或因肿瘤扭转、肿瘤破裂等出现急腹症的症状。

13. 卵巢癌的高危人群有哪些?

卵巢癌的发生与多种因素有关，有些情况可能会导致卵巢癌发病风险增加。其中，遗传因素是目前已知最为重要的危险因素。卵巢癌具有一定的遗传性和家族聚集性，已知与卵巢癌相关的遗传易感基因约有 20 个，其中以乳腺癌易感基因（$BRCA$）影响最为显著。$BRCA1$ 基因突变的女性终身患卵巢癌的风险可上升至40%～59%，携带 $BRCA2$ 基因突变的女性终生患卵巢癌的风险可达 16.5%～18%。

一般情况下，女性一生患卵巢癌的风险很小（1%～2%），而携带 $BRCA$ 基因突变的女性患病风险会大大增加。

此外，还有一些其他基因的突变也可能会增加卵巢癌的发病风险，如月经初潮早、绝经年龄晚，零生育或少生育，绝经期使用激素替代疗法，曾经有过子宫内膜异位症、慢性盆腔局部炎症、高脂饮食、肥胖、超重、长期吸烟等。

对于高危人群，早期筛查非常重要，最好每半年检查 1 次，搭配妇科 B 超、肿瘤标志物和遗传风险基因检测，预防效果更好。

对于 $BRCA1/2$ 胚系突变携带者，推荐从 30～35 岁起开始定期行盆腔检查、血 CA125 和经阴道超声的联合筛查。$BRCA1/2$ 胚系突变的筛查可采外周血或唾液标本，通过二代测序的方法进行检测。对于家族史比较明显但无法判断属于哪种遗传性综合征的情况，可考虑进行遗传相关的多基因检测。